LE

MÉDECIN DE LA MAISON.

LE
MÉDECIN

DE LA MAISON

ART DE SE CONSERVER LA SANTÉ

ET

pratique des remèdes les plus simples pour les accidents
et les maladies,

PAR

Un Docteur en Médecine.

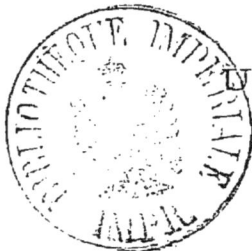

———◦◦———

PARIS

LIBRAIRIE DE P. LETHIELLEUX,

66, Rue Bonaparte.

1861

INTRODUCTION.

De tout temps on a répété, avec raison, que la santé est le plus précieux des trésors et qu'on l'apprécie surtout alors qu'on en est privé.

Si nous pouvions nous faire une juste idée de tous les avantages dont la santé est la source, nous serions plus attentifs à éviter les causes qui la détruisent; nous remédierions à ses dérangements avant de les laisser arriver au point où ils causent les plus grands maux; nous serions plus intelligents à seconder la science qui apporte les remèdes, et moins pressés d'employer au hasard des recettes insignifiantes, nuisibles ou intempestives.

Considérons cet homme dont la santé est bonne. Son visage est gai et ouvert, son œil vif et perçant, son oreille fine, son goût sûr et son odorat délié. Le son de sa voix est franc et animé; ses mouvements sont agiles, et sa respiration vigoureuse. S'il doit faire un effort, on s'en aperçoit à peine, tant il le fait avec aisance; lorsque l'heure est venue de prendre son repas, il a toujours bon appétit, s'accommode de tout ce qui est mangeable, et digère avec facilité.

Si cet homme doit soutenir une famille ou de vieux parents par le travail de ses bras, il est toujours bien disposé, travaille avec entrain, produit beaucoup; et lorsqu'il est assailli par des difficultés qui en décourageraient d'autres, il les surmonte sans trop de peine, sa santé lui permettant des démarches multipliées, des voyages pénibles s'il le faut. S'il se livre au travail d'esprit, ses idées sont toujours fraîches, et la vigueur de son corps lui permet d'en poursuivre longtemps le développement sans se fatiguer. Est-il appelé à combattre pour défendre la société menacée, il le fera avec aisance, sans exagération, parce qu'il est plein du sentiment de sa force et qu'il le communique autour de lui.

Ne serait-ce pas dommage que cet équilibre harmonieux fût troublé; que cette tête devînt lourde, cet œil rouge et souffrant, cette ouïe dure, cet odorat émoussé, cette voix rauque, cette haleine courte ; que ces mouvements, mous et embarrassés, vinssent à se fatiguer pour rien ; que ces digestions, laborieuses, eussent peine à s'opérer même avec des aliments choisis ? Ne serait-ce pas triste aussi que, faute de précautions contre les accidents, ou de soins bien entendus lorsqu'ils sont arrivés, ces membres fussent mutilés, mis hors d'état de rendre leurs services ?

Considérons combien ces lésions amènent de désastre ! Voilà que cet homme ne peut plus suffire aux besoins de sa famille. S'il redouble d'efforts pour y parvenir, il augmente les causes de sa faiblesse. Travaille-t-il de l'esprit, il doit s'interrompre au milieu même du développement d'une idée, afin de se reposer ; ou, s'il persiste à poursuivre ce développement, il épuise les forces de sa vie. Doit-il subir une privation inattendue, il en ressent doublement les effets. Il ne peut plus servir la patrie, et souvent son état de faiblesse l'oblige à renoncer aux emplois auxquels il serait le plus apte.

C'est déjà très-malheureux quand ces maux arrivent sans que nous en soyons la cause ; mais le malheur est bien plus sensible quand il y a de notre faute. Or, il y a de notre faute chaque fois que nous n'évitons pas les causes du mal que

nous pouvons apercevoir, ou que nous ne remé-
dions pas au mal dès le principe. Il y a aussi de
notre faute lorsque nous négligeons de nous in-
struire sur les moyens de conserver notre santé.

Si c'est à l'homme de l'art qu'il appartient de
guérir nos maladies ou nos blessures, c'est à
nous de le seconder dans cette mission, où, bien
souvent, nous avons autant à faire que lui. Certes, rien n'est plus insensé que de vouloir s'ériger
en médecin tandis qu'on a près de soi des hommes qui ont fait une étude spéciale de l'art médical ; mais ce serait aussi une folie de croire que
le médecin peut réussir sans notre concours. Il
nous sera donc utile d'acquérir des notions suc-
cinctes, d'abord sur la santé elle-même, sur ses
conditions et sur les causes de ses dérangements;
puis sur ces dérangements eux-mêmes et sur le
genre de remèdes qui leur convient ; puis enfin
sur la manière d'administrer les soins et les remèdes, tant aux malades qu'aux blessés. Ce seront là les trois livres dont se composera cet
ouvrage.

LE
MÉDECIN DE LA MAISON.

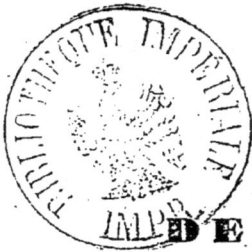

LIVRE I.

DE LA SANTÉ.

CHAPITRE I.

Conditions générales de salubrité.

La vie de l'homme s'entretient par l'air qu'il respire et par les aliments dont il se nourrit. Pour qu'il vive en santé, il faut que cet air soit pur et ces aliments de bonne qualité. Aux aliments il faut ajouter les boissons, dont l'eau, si abondamment répandue dans la nature, forme la base.

L'eau est, après l'air, ce qui doit attirer le plus l'attention de l'homme. Non-seulement elle sert comme boisson, mais encore elle fertilise la terre et fait vivre les végétaux dont l'homme se nourrit. L'eau donne aussi naissance aux légères vapeurs qui humectent l'atmosphère, et qui, lorsqu'elles sont en quantité modérée, contribuent à donner à l'air les qualités nécessaires à notre respiration. Enfin, elle entretient la propreté, si indispensable à la santé.

Nous nous procurons de diverses manières l'eau que nous employons. Ainsi, l'on puise l'eau courante des ruisseaux et des rivières ; on recueille l'eau des pluies dans des réservoirs ou citernes ; on creuse des puits, qui vont chercher à une profondeur plus ou moins grande l'eau qui a filtré à travers les terrains.

Ces eaux ont des qualités différentes. L'eau de puits est généralement limpide et fraîche ; mais elle contient des sels calcaires qui viennent des terrains à travers lesquels elle a filtré, et qui ne doivent pas être en trop grande quantité pour qu'elle soit bienfaisante. C'est à cause de ces sels calcaires, que l'eau de puits dissout mal le savon. L'eau de source a sur l'eau de puits l'avantage d'être courante et de se renouveler par son propre mouvement. L'eau des pluies, recueillie dans les citernes, ne contient pas de sels calcaires, puisqu'elle vient de l'air où ces sels n'ont pu s'élever par l'évaporation : elle est donc propre à dissoudre le savon ; elle peut s'employer aussi dans la préparation des aliments si elle n'est pas corrompue. L'eau de rivière, composée de l'eau des sources et de celle des pluies, est ordinairement bonne à tout usage, surtout lorsque le courant est rapide et que le lit n'est pas bourbeux. Lorsqu'elle est trouble, on la laisse déposer, et l'on peut aussi la filtrer à travers certaines pierres tendres, ce qui la rend limpide comme l'eau de source.

L'eau stagnante, telle que celle des mares et étangs, est malsaine.

L'eau de la mer n'est pas potable, parce qu'elle est salée et très-amère; mais le sel qu'on en retire sert à assaisonner les aliments. On sait combien ce produit, si abondamment répandu dans la nature, est utile à l'homme. Il contribue non-seulement à sa santé, mais encore à celle des animaux dont la chair le nourrit.

L'air se trouve répandu partout, et ce fluide vital nous enveloppe de toutes parts. La nature a pris soin de le renouveler par les mouvements que le vent y produit, de le réchauffer par les rayons du soleil, de l'humecter par la pluie et la rosée; et elle a combiné la vie des animaux et celle des végétaux de telle sorte, que ceux-ci absorbent l'air vicié par la respiration des animaux et de l'homme, pour lui rendre sa pureté primitive. Observons toutefois ici que les végétaux, pendant la nuit, exhalent une quantité notable de gaz acide carbonique, nuisible à la respiration de l'homme, et que, pour ce motif, il ne faut pas laisser de plantes dans les chambres à coucher.

Quant aux aliments, la nature nous en présente une variété immense, tant dans le règne végétal que dans le règne animal. Les animaux et les végétaux se nourrissent les uns des autres ; et, en dernière analyse, les meilleurs produits de la nature animale et végétale servent à la nourriture de l'homme.

Pour obtenir ces produits en quantité suffisante et leur assurer les qualités requises, l'homme les cultive, les prépare de mille façons différentes, car son discernement et son travail doivent toujours agir pour mettre à profit les dons de la Providence. Il doit aussi se donner des peines pour que l'air et l'eau, ces éléments si bienfaisants, ne lui deviennent pas nuisibles ; et l'on sait combien de soin il doit prendre de son logement et de son vêtement. Or, toutes ces peines qu'il se donne, bien dirigées, constituent un exercice aussi utile à sa vie que l'air et la nourriture ; car Dieu, en imposant le travail à l'homme, a voulu que ce travail contribuât non-seulement à la santé de son ame, mais encore à celle de son corps.

Connaissant les conditions fondamentales de la santé, voyons en quoi consistent les soins ordinaires sur lesquels repose sa conservation.

CHAPITRE II.

Des soins nécessaires à la conservation de la santé.

Ces soins ont rapport : 1° au logement, qui, avec le vêtement, préserve l'homme des intempéries ; 2° au choix et à la préparation des nourritures ; 3° aux exercices, qui, en mettant le corps de l'homme dans un mouvement convenable, y facilitent le cours des humeurs et le jeu des fonctions de la vie. On peut ajouter à ces éléments d'ordre corporel la disposition favorable de l'esprit et du cœur, qui influe si puissamment sur la vie du corps. Nous dirons quelques mots de ce dont on doit se préoccuper à ces différents points de vue.

Logement. Le logement doit être sec et bien aéré, à l'abri de la violence des vents et dans une exposition convenable. La plus favorable est celle du sud-est, où l'on reçoit d'un côté les rayons du soleil avant qu'ils n'aient atteint toute leur force, et où ces rayons arrivent, de l'autre côté, lorsque la grande chaleur du jour est passée et que le soleil s'incline vers le couchant. Différents moyens sont employés pour remédier aux expositions défavorables quand on n'a pu les éviter. Le détail de ce que l'homme a inventé pour se garantir des ardeurs du soleil, des rigueurs du froid, de la violence des vents, et pour renouveler l'air qui tend à croupir dans certains lieux, serait trop long à exposer ici. Qu'il nous suffise d'appeler l'attention sur ce que peut le génie industrieux du travail, et de faire remarquer que souvent il suffit de bien peu de chose pour prévenir de graves inconvénients. Un simple rideau d'arbres, la précaution d'ouvrir et de fermer des volets à propos, l'éloignement d'une fosse aux engrais ou d'une ouverture d'égout, la construction plus intelligente d'un lieu d'aisance, l'inclinaison mieux calculée d'une pente pour l'écoulement des eaux, etc., etc., voilà des choses bien minimes si l'on considère la peine ou les sacrifices qu'elles exigent, et qui cependant peuvent avoir de bien grands résultats sur notre santé, sur notre existence.

Nous devons entrer dans quelques détails sur le *chauffage,* et sur ses rapports avec l'*aérage,* car c'est là un point de la plus haute importance pour l'objet qui nous occupe.

On chauffe ordinairement les locaux en brûlant divers combustibles, tels que le *bois,* la *houille,* la *tourbe,* soit dans le foyer ouvert d'une cheminée, soit dans des poêles de différentes formes. Quand on fait le feu dans un foyer ouvert, l'air du local se renouvelle largement, parce que l'air chaud s'élève dans la cheminée, comme celui qui fait monter les ballons, et qu'il s'établit ainsi un courant continu : en effet, l'air qui s'élève laisse une place vide, vers laquelle se précipite l'air froid qui arrive par les portes ouvertes, sous les portes fermées, et par toutes les jointures des portes et des fenêtres.

Si l'on a un foyer de tôle ou de fonte largement ouvert, comme dans les cheminées dites *prussiennes*, l'aérage est à peu près le même tandis que le chauffage est plus économique, parce que le fer dont le foyer se compose contribue, en s'échauffant, à communiquer la chaleur à l'air qui l'environne, et qu'il y a ici moins de chaleur perdue. Les différents poëles remplissent plus ou moins bien ce double besoin d'aérage et de chauffage économique, suivant leur forme, qui est très-variée. Il faut seulement observer que, la fonte s'échauffant très-rapidement, il résulte quelquefois de là des excès subits de chaleur qui peuvent nuire, surtout à certaines personnes, et qu'il faut quelques précautions pour se servir des poëles sans inconvénient. Ces précautions ont surtout pour objet de modérer convenablement le feu, et d'ouvrir les portes à propos pour faciliter le renouvellement de l'air.

Quant aux appareils qui chauffent les locaux sans y produire un courant d'air, comme par exemple certains poëles où l'air n'arrive que par une ouverture située sous l'appartement, ou ceux dont le tuyau seul passe dans le local qu'ils chauffent, ils sont sujets à inconvénient, et exigent qu'on emploie des moyens particuliers pour la *ventilation*, c'est-à-dire pour le renouvellement de l'air ; des précautions analogues seront nécessaires dans les locaux et dans les saisons où l'on ne fait pas de feu, et où il n'est pas moins indispensable que l'air se renouvelle.

Tous les moyens qu'on emploie pour la ventilation sont fondés sur ce que l'air échauffé tend à monter, c'est-à-dire sur le même principe que la ventilation par le foyer d'une cheminée ouverte. Si, dans une salle où il y a du monde, il existe un certain nombre d'ouvertures vers le haut, telles que des carreaux de vitre mobiles ou des lucarnes, l'air échauffé par la foule, et qui monte naturellement vers le haut de la salle, tendra à s'échapper par là, surtout si une porte est ouverte, ou si des ouvertures ont été pratiquées méthodiquement près du plancher : il y aura donc, dans cette salle, un courant continu, qui aura pour effet de renouveler l'air.

Il est facile de comprendre qu'un bon logement, convenablement chauffé et aéré, est réellement la base et le fondement de tout ce que l'on peut faire pour la santé. C'est dans le logement que l'existence se passe ; et, même pour les professions qui obligent l'homme à travailler toute la journée hors de chez lui, c'est toujours le logement qui le reçoit dans les heures de son sommeil, ces heures où le corps a le plus besoin d'un air pur et tempéré. On ne saurait croire combien de santés vigoureuses ont été détruites à la longue par l'habitation d'un mauvais logement, et faute des soins intelligents qui pouvaient le rendre plus habitable.

Vêtement. Le vêtement est aussi une chose très-importante. On s'en occupe beaucoup, il est vrai, mais le plus souvent par motif de vanité ; et l'on emploie quelquefois beaucoup de soin et de dépense à s'habiller d'une manière nuisible et ridicule. Dans tous les rangs sociaux on a un grand luxe de superfluités, et l'on n'a pas toujours ce qui est réellement nécessaire pour les saisons et pour le climat. C'est d'autant moins excusable, que les tissus utiles de tous genres se fabriquent aujourd'hui à des prix modiques, et que le choix des costumes présente une variété extrême, qui met à l'aise l'homme de bon sens contre les exigences de la mode.

Ce qui caractérise nos climats, ce sont les variations de température. A tout moment nous passons du chaud au froid, du sec à l'humide ; il faut savoir se vêtir en conséquence, et ne pas demander à la date du calendrier si l'on doit avoir chaud ou froid. Tel jour, commencé comme un jour d'été, finit comme un jour de l'arrière-saison ou même de l'hiver ; il faut savoir en tenir compte, et, dans ces cas, revêtir momentanément quelque pièce surnuméraire qui fasse l'office de manteau. C'est ce que n'oublient pas les habitants des pays chauds, dans les localités où le voisinage des montagnes expose à des refroidissements subits.

La laine est le genre de substance qui convient en général le mieux pour se vêtir dans nos climats. On en fait d'immenses usages en tricots et en étoffes variées. Le coton, moins cher, la remplace dans divers cas. La soie possède à un haut degré les qualités calorifiques du coton et de la laine, sur lesquels elle l'emporte en finesse. Aussi est-elle précieuse lorsqu'il faut peu de poids et une grande chaleur. Un vieux morceau de soie peut parfois rendre de grands services.

Quant aux tissus de lin, ils ont une fraîcheur favorable à la propreté de la peau ; mais bien souvent il est nécessaire de les remplacer ou de les doubler par la laine ou le coton, qui n'exposent pas, comme eux, aux refroidissements et à l'arrêt de la transpiration.

Une chose bien essentielle, c'est de ne jamais garder sur le corps les vêtements mouillés par la pluie, et de se donner plutôt mille embarras que de ne pas les changer, pour peu que la chose soit possible. La négligence de ce soin a coûté la vie à bien des personnes ; elle est surtout dangereuse quand on doit rester en repos dans cet état, et quand la chaleur du jour n'est pas très-grande.

Les parties du corps que nous devons particulièrement nous appliquer à préserver du froid, sont les pieds, le ventre, la poitrine et le col. Il importe aussi de garantir les articulations ou jointures, notamment celles qui sont le plus exposées aux influences extérieures.

La tête doit être soigneusement préservée contre les ardeurs du soleil. Les coiffures de paille et d'osier sont d'excellents préservatifs pour ceux qui sont exposés à ses rayons.

Quelques remarques bien utiles se présentent aussi quant aux chaussures. Ainsi que nous venons de le dire, les pieds ont besoin d'être soigneusement préservés contre le froid. Lorsqu'ils sont en mouvement, le sang qui y circule alors avec plus d'activité y entretient la chaleur, même avec des chaussures insuffisantes ; mais lorsqu'on ne se remue pas, le froid tend à les envahir, même quand la chaussure est bonne. Le mouvement est donc la première condition pour que les pieds ne se refroidissent pas, quoique la chaussure lui vienne puissamment en aide.

Le cuir bien tanné résiste au froid et à l'humidité ; cependant l'eau finit par le percer. Le caoutchouc et le gutta-percha, dont on fait aujourd'hui des galoches légères et peu coûteuses, qui résistent à l'eau, à la neige et à la boue, et qu'on nettoie en un clin d'œil, rendent de très-grands services dans la mauvaise saison. Il est facile de remédier aux inconvénients qu'on a pu trouver dans leur usage, puisqu'on peut les ôter avec la plus grande facilité aussitôt qu'on est à l'abri.

Les sabots, chaussure du peuple, ont l'avantage de former comme une sorte de plancher, qu'on porte avec soi sur le plus mauvais terrain. Ils sont donc d'un bon usage pour la santé.

Remarquons, en terminant ce qui concerne les chaussures, que bien souvent elles sont trop étroites et n'ont nullement la forme du pied, de sorte qu'elles le déforment et le rendent impropre à faire son service. Il serait bien utile que l'on opérât quelque amélioration à ce sujet ; et, en attendant, les gens prudents auront toujours soin de ne pas permettre qu'on les estropie, et de veiller à ce que la semelle de leur chaussure soit taillée d'après la plante du pied qui doit nécessairement s'y poser. Il se mêle encore là une certaine vanité qui vient en aide aux caprices absurdes de la mode. On s'imagine que la petitesse du pied est une condition d'élégance, de distinction ; et là-dessus on s'évertue à se blesser les pieds et à se les rendre fort laids, en même temps qu'ils deviennent peu propres à la marche.

Alimentation. La question des aliments renferme différentes questions intéressantes. En effet, les aliments de l'homme sont variés ; et non-seulement il faut bien les choisir et les préparer convenablement pour la digestion, mais encore, lorsqu'on ne les a pas tels qu'il serait désirable, on peut, par d'ingénieuses combinaisons, corriger plus ou moins leurs inconvénients.

En général il convient, dans nos climats,

d'avoir autant que possible une portion de *vian-de* au repas principal. A certains jours, le *poisson* remplace la viande, et c'est aussi une nourriture substantielle. Dans certaines professions, dans certaines localités, où il est nécessaire de se nourrir plus fortement, on pourra avoir besoin de deux repas de viande par jour.

Il est malheureusement vrai que beaucoup de personnes ne peuvent se procurer la viande nécessaire au régime qui doit soutenir leurs travaux. Ce n'est pas une raison pour cesser d'insister sur l'utilité qu'il y a d'en faire entrer si peu que ce soit dans le régime. En effet, ces considérations porteront ceux qui épargnent sur ce nécessaire, pour ne pas se priver de quelque fantaisie, à mieux placer leurs sacrifices ; et quant à ceux dont les moyens sont entièrement insuffisants, elles indiqueront aux personnes qui leur portent intérêt dans quel sens il est à désirer que leurs secours se dirigent. Tout secours qui réussit à fortifier la constitution du travailleur rend son travail plus productif, et le met ainsi à même de suffire un jour à ses besoins et à ceux de sa famille.

La viande de *bœuf* est celle dont l'usage concilie le mieux les besoins de la santé avec ceux de l'économie. C'est celle dont se sert l'armée, et l'on sait que les hommes qui la composent sont convenablement nourris à peu de frais. Le *mouton* a des qualités analogues. La viande de *veau*

est moins forte. Lorsque le veau est trop jeune,
sa chair est gélatineuse, digère mal et nourrit
mal. La viande de *porc* est très-utile, en ce sens
qu'elle donne beaucoup de produit, et qu'une
faible portion de cette viande suffit pour beaucoup de pain et de légumes ; mais il faut en user
modérément, car elle est lourde et échauffante.

Les *oiseaux de basse-cour* donnent une chair
légère et agréable, qui se rapproche de celle du
veau mais est plus délicate. Leurs *œufs* renfer-
ment une nourriture fortifiante, résidant surtout
dans le jaune : ils peuvent servir dans une foule
de préparations variées ; et, quoique ce ne soient
que des accessoires parfois assez chers, l'économie en tire un bon parti pour la santé en les employant avec intelligence.

Les différentes espèces de *gibier* fournissent
un aliment très-substantiel, mais qui ne doit être
que d'un usage restreint, à cause de ses propriétés stimulantes.

Parmi les aliments tirés du règne animal,
n'oublions pas le *lait*, et le *beurre* qui en provient. Chacun connaît l'utilité générale du lait.
Le beurre est aussi un aliment très-bienfaisant,
qui facilite la digestion du pain, pourvu qu'on
en use modérément, et l'économie est encore
ici, comme en beaucoup d'autres cas, en parfait
accord avec les lois de la santé. Le beurre sert
avantageusement dans la préparation de tous les
légumes, et il est plus léger que la graisse.

Le lait donne aussi diverses espèces de *fromages,* qui sont des stimulants utiles de la digestion.

Le règne végétal donne de nombreux produits, à la tête desquels se trouve le *blé,* dont on fait le pain. Le pain forme, avec la viande, la base de la nourriture. Il doit être bien levé et bien cuit, sinon il digère difficilement. Le pain dit *de ménage,* c'est-à-dire dont la farine n'est pas tamisée trop finement, est celui qui convient en général le mieux à la santé; cependant, l'usage du pain blanc est nécessaire à certaines personnes, à cause du genre de leurs travaux ou de leur état de santé, qui rendrait difficile pour elles la digestion d'un pain moins délicat.

La *pâtisserie* est une nourriture indigeste, à cause des matières grasses qu'elle contient, et l'on ne saurait trop blâmer l'abus qu'en font certaines personnes. On se plaît souvent à donner aux enfants des pâtisseries, qui leur ôtent l'appétit, les dégoûtent d'aliments plus sains, et coûtent plus, en nuisant à leur santé, que de bons aliments dont on se prive parfois pour les acheter.

Après le blé viennent les légumes, dont les plus nutritifs sont la *pomme de terre* et les autres farineux, tels que les *haricots,* les *pois,* etc.

La pomme de terre remplace pour ainsi dire le pain dans certains ménages; cependant c'est un abus, car elle n'est pas comparable au pain pour les éléments nutritifs. Il vaut mieux manger plus de pain, fût-il même noir, et se contenter d'une quantité moindre de pommes de terre, employées plutôt comme douceur que comme base de l'alimentation. A ce propos nous ferons une remarque qui s'applique à l'alimentation en général : c'est qu'il convient de la varier autant que possible. De cette manière, on évite les inconvénients attachés à chaque genre d'aliments, et on profite de tous leurs avantages. Les meilleurs aliments peuvent nuire si l'on s'en nourrit exclusivement sans jamais varier, comme le font certaines personnes qui écoutent trop leurs goûts.

Les *carottes* et les divers *légumes verts* sont plutôt rafraîchissants que nourrissants ; leur usage est très-salutaire pour varier l'alimentation, mais non pour en former la base dans nos climats. Le *chou* est un légume lourd, qui ne convient pas à tous les estomacs.

Les *salades* crues, employées modérément, sont un aliment agréable, ou plutôt un assaisonnement pour le pain dont on les accompagne. C'est assez dire qu'il est mauvais d'en prendre de grandes quantités et d'en faire la base des repas, surtout le soir : elles exposent alors à des pesanteurs, à des aigreurs, à un sommeil lourd.

Disons maintenant quelques mots des *boissons*.

La boisson la plus commune est l'eau. Elle convient lorsqu'elle est limpide, et qu'elle ne contient pas de principes qui pourraient devenir nuisibles, ce que doivent examiner les personnes instruites pour les eaux de chaque localité.

Quoique l'eau puisse être employée pure comme boisson, cependant on se trouve ordinairement bien d'en corriger la crudité par quelque autre principe tel que le sucre, le vin, l'eau de vie ou même la bière. On prépare aussi des infusions ou des décoctions de certains végétaux, tels que le *bouillon-blanc*, le *tilleul*, la *réglisse*, le *chiendent*, l'*orge*, la *chicorée*, etc. Chacune de ces choses a son utilité, suivant les cas.

Nous devons dire ici quelques mots de certaines boissons telles que le *café*, le *thé*, le *vin*, la *bière*, les *liqueurs*, qui ont des propriétés toutes particulières.

L'immense usage du café atteste l'utilité que chacun lui reconnaît. Il éveille le cerveau et donne de la vivacité aux organes des sens. L'excitation qu'il produit sur le système nerveux peut, toutefois, devenir nuisible si on en abuse. Pour l'usage habituel, il est bon de le mêler à de la *chicorée* bien pure, qui est un tonique amer, agissant favorablement sur la digestion. La chicorée est même souvent employée sans café. Observons qu'il est des personnes à qui le café est contraire, et qu'il est aussi des états de santé particuliers où il faut s'en abstenir scrupuleusement : à tel point qu'il suffit quelquefois de cesser l'usage du café pour se débarrasser de certaines indispositions.

Le *thé* est aussi un stimulant du système nerveux et des organes digestifs, dont il faut savoir
ne pas abuser.

La *bière* est d'un usage général dans nos pays;
le houblon qu'elle contient est un tonique favorable à la santé, lorsque rien de particulier ne
s'oppose à ce qu'il en soit fait usage. Prise modérément, la bière se mêle avec avantage aux aliments, et rend le repas plus digestible en stimulant agréablement les organes de la digestion.
Parfois, et par habitude, on en prend des quantités trop copieuses, ce qui produit du relâchement dans les organes digestifs, et contribue à
alourdir le cerveau. Rien de plus facile, avec du
bon sens, que d'éviter un pareil écart; c'est encore un des cas nombreux où l'économie est
strictement d'accord avec l'hygiène. Ce que l'on
peut épargner sur de mauvaises habitudes de ce
genre, serait souvent plus que suffisant pour
améliorer de beaucoup le régime, et pour mettre
le ménage à l'aise.

Le *vin* est une boisson justement renommée,
qui s'emploie avantageusement pour corriger la
crudité de l'eau, et pour stimuler la digestion.
Pris pur, il excite la bonne humeur lorsqu'on
l'emploie à propos, et qu'on reste dans des limites raisonnables pour ne pas amener l'ivresse.
Dans les pays de production, le vin sert de boisson au peuple, qui consomme sur place les vins
communs, tandis que les vins fins sont l'objet

d'un commerce très-important. Les remarques
que nous avons faites sur la consommation abu-
sive de la bière, s'appliquent également à celle du
vin. Ses inconvénients, un peu différents, n'en
sont pas moins préjudiciables à la santé. Nous
en dirons autant du *cidre* et du *poiré*, boissons
fermentées qu'on prépare avec le jus des pommes et des poires.

Les *liqueurs fortes* ont parfois aussi leur utilité. Elles stimulent l'organisme contre certaines
causes d'affaissement. Mais le plus souvent nous
leur attribuons l'utilité par notre fantaisie ; et les
cas où elles sont réellement nécessaires sont
rares, tandis qu'il est connu que leur usage habituel, même modéré d'abord, conduit ordinairement à en faire abus, et, par suite, amène un
abrutissement déplorable. On les a en grande
partie remplacées par le café et le thé, dans les
pays et dans les professions où on les croyait
indispensables. Observons que les liqueurs qui
contiennent en infusion un principe amer et tonique, sont en général plus favorables à la digestion que celles qui sont purement alcooliques.

Certains produits, employés dans les aliments,
ont moins pour effet de nourrir que de stimuler
les organes digestifs, et de favoriser ainsi le travail de la nutrition. Nous avons déjà parlé du *sel*,
dont l'usage est si connu et si général. Nous en
dirons autant des *épices*, telles que le *poivre*,
les *clous de girofle*, la *muscade*, la *cannelle*, le

gingembre, le *macis,* la *vanille,* le *thym,* le *laurier,* etc. On doit être réservé dans l'usage des épices, parce que leur emploi trop soutenu finit par blaser l'estomac, qui devient insensible à leur effet stimulant et n'en contracte pas moins, par leur abus, une irritation sourde, dont les suites peuvent devenir très-graves.

On peut ranger à côté des épices certains légumes stimulants, comme les *aulx,* les *échalottes,* les *ognons* crus, la *ciboule,* l'*estragon,* etc., et leur appliquer les mêmes remarques. Observons aussi que l'usage immodéré des ognons, aulx, etc., tend à donner à l'haleine une odeur insupportable, que la société réprouve avec raison.

Nous devons une mention toute spéciale au *sucre,* produit doux et agréable qui se trouve dans tous les végétaux sucrés, mais qu'on extrait principalement de la canne à sucre et de la betterave. Chacun connaît les nombreux usages du sucre. C'est un excellent assaisonnement pour tous les aliments laiteux et farineux, dont il facilite la digestion ; c'est aussi un adoucissant bien connu contre la toux et les souffrances de la poitrine. Cependant il ne faut pas en abuser, non plus que de toute autre chose, car son excès peut beaucoup nuire, particulièrement chez les enfants.

Exercice. Le meilleur et le plus naturel de tous les stimulants est l'exercice, surtout s'il a lieu dans un bon air. Chacun sait que l'exercice donne l'appétit, qui a été appelé de tout temps « la meilleure des sauces. » Le travail est en général par lui-même un exercice à la portée de tout le monde. Pour qu'il ait cet effet, il faut qu'il ne soit pas précipité, et que, s'il ne se fait point en plein air, on prenne autant que possible le grand air pendant quelques moments dans l'intervalle des travaux, ou entre le travail et le repas. Après chaque repas, ce qui convient en général le mieux est une promenade, un entretien paisible, un travail plus léger, ou tout exercice doux dans lequel les forces de l'esprit et du corps ne soient pas trop tendues.

Il est vrai que bien des personnes, par suite de leur position, éprouvent des difficultés extrêmes à remplir cette importante condition de la santé ; mais il ne l'est pas moins, que souvent nous sommes paresseux en cela comme en autre chose. Lorsque nous pourrions très-bien prendre un peu d'exercice et de grand air, nous le négligeons ; après des travaux déjà trop sédentaires, nous prenons des distractions non moins sédentaires, et nous reculons devant le moindre mouvement, devant la plus petite promenade. Si cependant nous cédions un peu moins à notre fantaisie, et un peu plus à l'inspiration du bon sens, nous surmonterions une répugnance née de l'inertie, et nous ferions chaque jour un notable trajet à pied. Observons que c'est ce que font toutes les personnes dont la santé est robuste, et qui prolongent une heureuse vieillesse à la grande joie de leur famille et de leurs amis.

Etat moral. Il est facile de concevoir ici comment un bon état du moral favorise l'exercice des fonctions vitales qui nourrissent le corps, et comment on soigne en réalité la vie du corps en procurant à l'ame ce bon état. Chaque jour, des exemples nous prouvent qu'un travail trop opiniâtre de l'esprit, un profond chagrin du cœur, une mauvaise nouvelle, une bonne nouvelle même, annoncée trop brusquement, peuvent troubler gravement la digestion et la circulation; il n'est pas moins évident pour nous, que des conditions opposées mettent le corps dans un état de bien-être qui annonce l'exercice régulier de ses fonctions. Quand l'esprit est calme, le cœur ferme et patient, la conscience tranquille, on voit en quelque sorte s'anéantir, par une force douce et invincible de l'ame, tout ce qui tend, en la troublant, à troubler les fonctions du corps ; et ainsi se trouvent contre-balancés une foule de mauvais effets, que toutes les gênes et les nécessités anxieuses de la vie accumuleraient sur nous si cette ressource élevée nous manquait. Cette sérénité de l'ame a tant de puissance, que l'on voit, dans certains ordres religieux très-austères, l'homme posséder une grande vigueur avec un régime qui serait insuffisant dans les conditions ordinaires de la vie.

CHAPITRE III.

Des causes qui altèrent la santé.

Connaissant les conditions sur lesquelles la santé repose, et les soins qu'il faut prendre pour la conserver, il nous deviendra plus facile de nous rendre compte de l'action des causes qui la troublent.

Pour bien comprendre ce sujet, il est utile que nous nous appesantissions un peu sur ce qu'on appelle les *fonctions* de la vie du corps. En voyant comment ces fonctions s'accomplissent, on conçoit aussitôt comment certains agents tendent à les déranger.

On les divise en *fonctions de la vie de nutrition,* et *fonctions de la vie de relation.* Les premières sont celles par lesquelles le corps se nourrit; les secondes, celles par lesquelles il se meut et entretient des rapports avec les objets extérieurs.

§ 1ᵉʳ. — DES FONCTIONS DE LA VIE DE NUTRITION.

Pour que le corps se nourrisse, il faut que les aliments soient transformés en la substance du sang, qui est sa sève vitale; que ce sang reçoive l'influence de l'air qui contribue à le vivifier, et qu'il circule librement dans toutes les parties du corps qu'il doit nourrir. Il faut, de plus, que les principes impropres à la nutrition soient expulsés par différentes voies. De là, diverses fonctions, dont nous allons exposer les plus essentielles, en appelant, pour chacune d'elles, l'attention sur les causes qui peuvent les troubler.

Digestion. Les aliments que prend l'homme sont d'abord broyés par les dents, tandis que la salive vient se mêler à eux pour les lier en une pâte homogène : cette première opération s'appelle *mastication.* De la bouche, où la mastication s'opère, les aliments passent dans l'*estomac*, en traversant rapidement un assez long canal qu'on nomme *œsophage*, et qui est le commencement du tube digestif. L'estomac est une sorte de poche, renflement de ce tube, située à la partie supérieure du ventre, et dans laquelle les aliments subissent une décomposition qui les réduit en une sorte de bouillie grisâtre qu'on appelle *chyme*. De l'estomac, le chyme passe dans l'*intestin* proprement dit, tube très-long replié un grand nombre de fois sur lui-même, et où il se transforme en un liquide blanc laiteux appelé *chyle*, qui, absorbé à la surface de l'intestin, va rejoindre la masse du sang et lui porter un suc réparateur. Les résidus grossiers des aliments, qui ont été rejetés du chyle, gagnent la partie inférieure du canal digestif, appelée *gros intestin,* et finissent par être chassés au dehors sous forme d'excréments.

Cette fonction, par laquelle les aliments sont transformés en sève vitale, et leurs principes non-nutritifs expulsés, s'appelle *digestion.* Ainsi qu'on vient de le voir, elle comporte plusieurs opérations importantes. C'est à la digestion que se rattache la sécrétion de la *bile,* qui se produit dans le *foie,* et qui, versée dans l'intestin par les canaux *biliaires,* vient se mêler aux matières qui y subissent leur transformation.

Les notions qui précèdent suffisent déjà pour faire saisir certaines causes de dérangement de la santé. Si les dents ne broient pas bien les aliments, ce qui arrive lorsqu'on mange trop vite, ou que la denture est en mauvais état ; si la salive manque par certaines causes qui l'épuisent, telles que le crachottement ou l'action de fumer au moment du repas, l'estomac ne recevra qu'une pâte mal préparée, et par conséquent il devra se fatiguer outre mesure pour la travailler. Il tendra donc à devenir malade. Il en sera de même si l'estomac reçoit trop d'aliments, trop de boissons, ou si certains agents, tels que le vinaigre et les alcooliques, sont pris mal à propos. Dans ces divers cas, la digestion se fait mal ; il y a jusqu'à un certain point *indigestion,* et ce qui n'est pas digéré, ne profitant pas, n'est pas une véritable nourriture.

Quelquefois l'indigestion se manifeste tout à

coup comme un véritable accident ; l'estomac et l'intestin refusent de faire leur travail, et les matières alimentaires, à demi digérées, sont rejetées par le vomissement ou par les selles, ce qui est encore le cas le plus heureux. L'indigestion ne provient pas toujours de la trop grande quantité des aliments, ou de l'ingestion de substances peu convenables à l'estomac ; elle peut provenir aussi d'une mauvaise disposition de cet organe, et quelquefois même elle est le signe d'une maladie commençante, car l'estomac souffre en général de tous les dérangements qui surviennent dans la santé. Parfois, cette mauvaise disposition est due à une cause purement nerveuse : un dégoût, une émotion, peuvent troubler tout à coup les fonctions digestives.

Lorsque, pour une cause quelconque, les matières fécales qui sont le résidu de la digestion ne sont pas évacuées, il en résulte une gêne qu'on appelle *constipation,* qui nuit à la digestion dont elle dérange l'ordre habituel, et qui, entravant plus ou moins la circulation du sang, tend à produire la pesanteur de tête. Aussi observons-nous que l'on ne travaille bien que lorsqu'on a le corps libre.

Souvent on est tenté d'employer, mal à propos, des moyens plus ou moins actifs pour faire cesser la constipation dont on est incommodé, tandis qu'il suffirait ordinairement d'un peu d'exercice, de rafraîchissement et de régime, car la nature a toujours une grande tendance à rétablir d'elle-même le libre cours des fonctions lorsque nous la secondons un peu.

Circulation et respiration. Nous venons de parler de la circulation du sang, et nous avons vu plus haut que le fluide laiteux produit par la digestion est versé dans la masse sanguine pour suivre le torrent circulatoire. Voyons donc maintenant comment le sang circule, comment il reçoit l'influence vivifiante de l'air que nous respirons, et comment les causes de dérangement peuvent agir sur les organes qui concourent à ces deux fonctions si essentielles.

Le sang, fluide nourricier du corps, est porté dans toutes les directions par des canaux appelés *artères,* qui se divisent en ramifications de plus en plus déliées. C'est le *cœur* qui chasse le sang dans les artères, à la manière d'une pompe foulante, par des mouvements réguliers qui correspondent à ses battements. A chaque battement du cœur, un battement semblable a lieu dans toutes les artères du corps à la fois, et c'est ce battement que l'on appelle *pouls :* il est facile de le sentir en divers endroits du corps où l'artère est superficielle, et notamment au poignet ; c'est là, on le sait, que les médecins tâtent le pouls, afin de reconnaître les divers degrés de rapidité et de force du mouvement circulatoire.

Les artères, ainsi que nous venons de le dire, se divisent en ramifications extrêmement déliées, qui finissent par se confondre avec le tissu des chairs, à tel point qu'on ne peut faire une coupure, en quelque endroit du corps que ce soit, sans faire couler le sang. Ces dernières ramifications, que l'œil ne peut suivre, s'appellent *vaisseaux capillaires,* parce qu'on a comparé leur finesse à celle d'un cheveu. C'est dans les capillaires que se passe l'opération merveilleuse par laquelle le sang renouvelle la substance des organes, en leur apportant des matériaux nutritifs et en reprenant les matériaux qui ont servi.

Que devient alors ce sang, de retour des différents points du corps? Les vaisseaux déliés qui l'ont distribué dans le tissu des organes, se réunissent peu à peu, en formant des vaisseaux de plus en plus volumineux, qui le rapportent de tous les points vers le cœur, en suivant par conséquent une direction inverse de celle que suivait le sang dans les artères. Ces vaisseaux, par lesquels le fluide nourricier revient vers le cœur, s'appellent *veines.* Ils sont accolés aux artères, de sorte que chaque artère a en général sa veine du même nom. A la fin, toutes les veines se réunissent en deux gros troncs, qui versent la masse du sang dans les cavités droites du cœur. (c'est des cavités gauches que le sang était parti). Nous verrons tout à l'heure comment ces cavités sont disposées.

Le sang qui revient par les veines, n'ayant plus qu'une très-faible impulsion, va plus lente-

ment que celui que le cœur chasse dans les artères. Aussi la nature y a-t-elle pourvu, et les veines sont-elles plus nombreuses que les artères.
Bon nombre d'artères ont deux veines corres-
pondantes ; et, de plus, il y a encore des veines
surnuméraires qui rampent à la surface de la
peau, où l'on peut les voir, surtout à l'avant-
bras, à la main et au pied. Ce sont ces veines
que l'on ouvre dans l'opération de la saignée,
qui a pour but de diminuer la masse du sang ou
d'en modérer les qualités, dans divers cas que
le médecin apprécie. Disons, en passant, que
certaines personnes recourent à cette opération
d'une manière banale et sans conseils, ce qui
peut amener de très-graves inconvénients.

Un peu avant d'arriver au cœur, le sang veineux reçoit le fluide laiteux élaboré par la digestion, et qui lui apporte de nouveaux éléments
nutritifs ; mais ce sang est encore noir, tandis
qu'il était rouge lorsqu'il a été lancé dans les
organes par les artères. Comment achèvera-t-il
donc de se reconstituer ? Par la *respiration*, qui
l'imprègne de l'air vital, non moins nécessaire
que la nourriture, et d'une nécessité encore plus
urgente, puisqu'une courte interruption de la
respiration peut causer la mort. Nous allons expliquer, en peu de mots, comment s'accomplit
cette importante fonction, dont le nom est quelquefois employé pour celui de la vie même.

La combinaison de l'air vital au sang se fait

dans les *poumons*, organes spongieux et légers
qui sont situés dans la poitrine, et dans lesquels
les mouvements respiratoires font entrer cet air
par les canaux appelés *bronches*. Le sang noir
est chassé du cœur dans les poumons, qu'il traverse par des vaisseaux dont les fines ramifications s'accolent aux ramifications non moins fines
des bronches ; c'est dans ce contact que l'action
salutaire de l'air a lieu, et que le sang prend la
couleur rouge vif qui est le signe de cette revi-
vification. En même temps, le sang abandonne
certains principes qui ne lui sont plus utiles, et
qui sortent de la poitrine avec l'air qui a servi à
la respiration. Ainsi revivifié, le sang passe dans
les cavités gauches du cœur, d'où il est envoyé
de nouveau dans tout le corps pour recommen-
cer le même circuit ; de là le nom de *circulation*.

Le cœur envoie donc d'un même coup le sang
noir dans le poumon, et le sang rouge dans tous
les organes. Pour opérer cette double action, il
devait être divisé en deux moitiés, l'une droite,
l'autre gauche, ne communiquant pas entre elles,
afin que le sang noir, qui revient des organes où
il a servi, ne fût pas mêlé au sang rouge qui va
leur porter de nouveaux éléments de vie. La
moitié droite et la moitié gauche du cœur ont
chacune deux cavités, munies de soupapes aussi
solides que délicates, et admirablement disposées pour que les mouvements s'exécutent sans
confusion.

Il est aisé de se figurer comment les causes qui troublent la circulation ou la respiration compromettent la santé et la vie.

Ainsi, les blessures des artères produisent des hémorrhagies dangereuses, difficiles à arrêter, parce que l'impulsion du cœur tend à faire sortir le sang de la blessure à chaque battement, ce qui explique aussi l'écoulement du sang par jets saccadés lorsqu'une artère est blessée.

La station prolongée, rendant plus difficile le mouvement de retour du sang vers le cœur, produit, à la longue, les *varices*, gonflements veineux si communs aux jambes. Les ligatures serrées sur les membres, sur le corps, au cou, autour du front, empêchent aussi le retour du sang ; elles tendent à amener des *congestions*, qui s'annoncent au dehors par la coloration rouge bleuâtre des parties congestionnées, et qui peuvent avoir les résultats les plus graves. De plus, la constriction du cou, comprimant le tronc bronchique appelé à tort *trachée-artère* (puisqu'il contient de l'air, et non du sang comme les artères), empêche l'accès de l'air et tend à amener l'asphyxie.

La même asphyxie arrive aussi, d'une manière très-facile à concevoir, quand les bronches reçoivent, au lieu d'air, un gaz malfaisant ou non-respirable, et lorsqu'elles se remplissent d'eau ou d'autres corps étrangers.

Les efforts violents, trop prolongés, trop ré-

pétés, tendent à jeter le trouble dans la circulation par l'arrêt qu'ils nécessitent dans la respiration. On les a vus causer les accidents les plus
graves, tels que la rupture du cœur et des gros
vaisseaux. Les accès de colère peuvent avoir les
mêmes effets.

Lorsqu'on sait comment s'opère le mouvement
du sang, et comment la circulation se lie à la
respiration, on se rend aisément compte de la
manière dont ces accidents se produisent, et l'on
se reproche les imprudences graves que l'on
commet si souvent à ce sujet. Certes, les résultats seraient bien plus souvent funestes qu'ils ne
le sont, si le Créateur n'avait donné une solidité
si admirable aux organes délicats qui entretiennent la vie ; mais on peut dire que nous abré-
geons réellement nos jours par l'accumulation
des causes de trouble dans la respiration et la
circulation, et que beaucoup d'hommes vivraient
plus longtemps s'ils donnaient à ces fonctions le
calme et l'aisance dont elles ont besoin.

Ces mouvements impétueux que nous ne mo-
dérons pas, cette hâte continuelle dans nos moindres travaux, ces constrictions imprudentes exer-
cées par les vêtements pour satisfaire aux caprices de la mode, voilà autant de sources de maux,
dont l'esprit mesurera mieux la portée lorsqu'il
saura quelle funeste influence elles exercent sur
des organes essentiels à la vie.

Nous ne terminerons pas ce qui concerne les

causes de trouble de la respiration et de la circulation, sans parler de l'influence de l'air froid, qui joue un si grand rôle dans les maladies de ces organes. L'air froid n'agit pas seulement en irritant directement les bronches où il s'introduit ; par son action sur l'extérieur du corps, il refoule le sang vers l'intérieur, et l'accumule d'une manière nuisible dans les organes de la respiration et de la circulation, où il peut produire diverses sortes de maladies. L'air froid agit aussi en troublant la transpiration de la peau. Ceci nous conduit à parler de cette fonction, à laquelle nous rattacherons la sécrétion urinaire, qui a des rapports étroits avec elle.

Transpiration et sécrétion urinaire. La peau exhale continuellement une sorte de vapeur qu'on appelle *transpiration insensible,* et dont l'excès, produit par différentes causes, constitue la *sueur.* La transpiration insensible est indispensable à la santé, et on le concevra aisément si l'on considère la quantité, réellement étonnante, de matériaux dont le corps se débarrasse par cette voie, ainsi que l'ont constaté les expériences des physiologistes. Si ces matériaux, devenus inutiles, ne sont pas exhalés, la santé doit nécessairement s'en trouver altérée. C'est pourquoi l'arrêt brusque de la transpiration est réputé si dangereux ; c'est pourquoi aussi la propreté, qui tient les pores de la peau ouverts, et empêche que le produit accumulé de la transpiration ne forme une croûte qui les obstrue, est si favorable au bon état des organes intérieurs.

La sécrétion de l'*urine,* qui s'opère par des organes appelés *reins,* lesquels correspondent à ce que nous nommons *rognons* chez les animaux, débarrasse aussi le corps de principes dont la rétention lui serait nuisible. Chose remarquable, la sécrétion de l'urine est en général d'autant plus abondante que la transpiration de la peau l'est moins, et les causes qui favorisent l'une ont pour effet ordinaire de diminuer l'autre. C'est ainsi, par exemple, que l'urine est plus rare et la transpiration plus abondante quand il fait chaud, et que le contraire a lieu quand il fait froid.

Nous avons omis, en parlant des fonctions respiratoires, de mentionner la transpiration qui s'opère à la surface intérieure des bronches, et qu'on appelle *exhalation pulmonaire.* Cette transpiration est bien visible quand il fait froid, car on voit alors la vapeur condensée sortir de la bouche comme une fumée. Ajoutons aussi que la membrane qui tapisse intérieurement les bronches, absorbe activement les principes qui se trouvent répandus dans l'air, et qu'elle les porte ainsi dans la masse du sang. Cette absorption sera d'autant plus active, que l'absorption digestive le sera moins ; c'est pourquoi il est si important de ne pas aller à jeûn dans les lieux dont l'air est imprégné de miasmes. On comprend aisément que lorsque le corps est muni de bons matériaux à élaborer, il donne plus difficilement entrée aux mauvais, outre qu'il réagit plus fortement contre eux.

Système nerveux et foyer central de la vie de nutrition. Les organes de la vie de nutrition sont animés par un système nerveux qui leur est propre, et qu'on appelle *système nerveux du grand sympathique,* parce qu'il établit des sympathies admirables entre les différentes fonctions. Ce système nerveux, composé de filets très-déliés, est profondément caché dans la partie la plus reculée du ventre, de la poitrine et de la tête, et accolé contre la colonne vertébrale. Son foyer central est situé derrière l'estomac, qui est aussi le centre de toutes les sympathies, et qui souffre de la souffrance de tous les organes. Le système du grand sympathique, indépendant du système nerveux de la vie de relation, dont nous parlerons plus loin, a cependant des communications avec lui, afin que la vie de relation puisse influer autant qu'il est nécessaire sur la vie de nutrition.

De l'ensemble des fonctions organiques s'exerçant normalement, résulte ce que l'on appelle *chaleur vitale.* Cette chaleur tend à s'augmenter par certaines causes qui activent la respiration et la circulation, ou qui portent même leur stimulation plus intime sur le foyer des forces vives. Elle tend à se déprimer par les causes opposées, physiques ou morales : c'est ainsi, par exemple, que la terreur donne le frisson. La chaleur naturelle se maintient par l'exercice normal, et chacun sait que le meilleur moyen de se réchauffer est de se donner du mouvement. Cependant on sait aussi que la chaleur artificielle est souvent nécessaire pour la soutenir, ou pour l'aider à se ranimer.

Disons ici quelques mots de ce qu'on appelle la *force médicatrice* de la nature, c'est-à-dire de la tendance de la nature à réagir contre les causes intérieures ou extérieures qui troublent le jeu des organes, et à amener ainsi la guérison. Que de remèdes inutiles ou intempestifs s'attribuent l'honneur de guérisons produites par les seuls efforts de la nature ! Le médecin connaît tout le prix de cette tendance salutaire; et plus il devient expérimenté, plus il excelle à en tirer parti.

§ 2. DES FONCTIONS DE LA VIE DE RELATION.

La vie de relation, c'est-à-dire celle par laquelle le corps se meut, se dirige, aperçoit les objets environnants, se met en *relation* avec le monde extérieur, s'appelle aussi la *vie animale*, parce que c'est par elle que le corps constitue un être animé et diffère des végétaux, qui, se nourrissant comme nous quoique moins parfaitement, partagent avec nous la vie de nutrition. Cette dernière dénomination est utile à noter, parce que souvent, dans la conversation, on range à tort sous le titre de *vie animale* ce qui est relatif à la nourriture du corps ; c'est là une expression sujette à confusion, dont il ne faut pas se servir dans ce sens. Revenons à la vie de relation.

Les mouvements que fait l'homme sont le résultat de la construction de son corps, dont la charpente osseuse, nommée *squelette,* se compose de leviers articulés les uns avec les autres, et qui sont mis en mouvement par des masses charnues nommées *muscles,* jouissant de la propriété de se contracter d'après des impulsions de notre volonté.

La partie la plus importante du squelette est la *colonne vertébrale,* formant ce qu'on nomme l'*échine* ou *épine du dos.* C'est elle qui, constituant la partie osseuse du cou, supporte la tête ; et c'est sur elle aussi que s'appuient les côtes et les os des membres. Elle se compose d'une série d'os courts et épais appelés *vertèbres,* dont la réunion forme un canal, le *canal vertébral,* communiquant avec l'intérieur du crâne et contenant la *moelle épinière,* qui, avec le *cerveau* et le *cervelet* contenus dans le crâne, constitue le *centre nerveux de la vie de relation.*

Les os sont les leviers de nos mouvements ; aussi la nature leur a-t-elle donné une grande force de résistance, en les pénétrant d'une matière calcaire, le *phosphate de chaux,* qui les rend

aussi durs que la pierre. Toutefois, pour qu'ils
ne fussent point trop pesants, elle a rendu spongieux ceux qui sont courts et épais, et elle a
creusé d'un canal ceux qui sont longs et arrondis. Le canal des os longs contient une substance
molle et délicate, qu'on appelle la *moelle des os.*

Quand, par suite d'un vice particulier dans la
nutrition, les os ne contiennent pas assez de
phosphate calcaire, on a la maladie appelée *rachitis,* dans laquelle les os se trouvent ramollis
et déformés. Le nom de cette maladie vient de
ce qu'elle attaque plus particulièrement la colonne vertébrale, qu'on nomme aussi *rachis.*

La dureté des os les rend susceptibles de se
fracturer dans l'intérieur des chairs, par les violences extérieures.

Les os s'articulent entre eux pour se mouvoir
les uns sur les autres, et les *articulations,* ou
jointures, ne sont pas ce qu'il y a de moins
admirable dans la charpente du corps humain.
Les surfaces osseuses qui s'emboîtent entre elles
sont encroûtées de *cartilages,* qui leur donnent
à la fois la souplesse et le poli. Elles sont maintenues en rapport par des *ligaments,* dont la
force est proportionnée à celle des mouvements
qui se passent dans l'articulation.

L'articulation la plus volumineuse est celle du
genou, remarquable par sa grande solidité. Celle
de l'*épaule* se distingue par l'étendue des mouvements qu'elle permet. Ceci nous explique pour-

quoi l'épaule peut se luxer, se déboîter assez facilement, tandis que ce déplacement des surfaces osseuses ne peut arriver au genou que par les causes les plus violentes. Mais aussi le genou ne se meut que dans un sens, cette articulation n'ayant pour objet que de transmettre à la jambe le poids du corps, en lui permettant de se fléchir sur la cuisse.

Les mouvements sont produits par la contraction des muscles, qui s'attachent aux os à l'aide de *tendons*, sorte de cordons blancs extrêmement résistants, comme les ligaments des articulations. Le muscle, dans sa contraction, prend appui sur un des os auxquels il s'attache, pour agir sur l'autre. Ainsi, par exemple, dans l'action de frapper, les muscles qui vont du tronc au bras s'appuient sur le tronc, qui est fixé, pour mouvoir le bras ; dans l'action de grimper, où c'est le bras qui est fixé et le tronc qui se meut, les mêmes muscles s'appuient sur le bras pour soulever le tronc, dont le bras supporte alors le poids. On comprend comment l'action exagérée des muscles peut, lorsque certaines circonstances s'y prêtent, favoriser et même produire la fracture ou la luxation des os, et comment aussi cette action tend à augmenter le déplacement qui arrive quand la luxation ou la fracture est produite. On comprend de même comment, dans certaines blessures, certains mouvements deviennent tout-à-coup impossibles, les tendons qui les transmettent aux os étant coupés.

Il est une remarque importante à faire, au
sujet de la force musculaire comparée à la force
générale de la vie du corps. Celui qui est doué
de muscles puissants pourra opérer des résultats
d'une force prodigieuse ; mais il ne pourra les
continuer et s'appeler réellement fort, que si
l'ensemble des fonctions répond à cette force
partielle. La véritable force réside dans l'harmonie de toutes les fonctions de la vie, et elle se
reconnaît surtout à l'ampleur et à l'aisance de
la respiration, permettant des efforts soutenus.
Pour faire ce qu'on appelle un *effort,* on doit
retenir la respiration, afin que les côtes, devenues immobiles, contribuent avec le reste du
tronc à prêter un point d'appui aux muscles des
membres qui doivent agir. Il est évident que si
la fonction respiratoire est faible, l'effort sera
fatigant, et qu'il le sera d'autant plus que les
membres qui s'appuient sur lui seront plus vigoureux. Aussi a-t-on regardé de tout temps une
ample poitrine comme la première condition de
la force, et tous les exercices gymnastiques doi-
vent-ils être entendus de manière à la développer, en même temps que tous les soins doivent
concourir à conserver le bon état des fonctions
respiratoires, à remédier à leur faiblesse. L'appui indispensable qu'elles prêtent à l'exercice de
la puissance musculaire, qu'on se plaît à admirer
comme le déploiement de la force du corps,
prouve une fois de plus leur extrême importance.

L'impulsion du mouvement est transmise de la volonté aux muscles par l'intermédiaire des *nerfs*, qu'il ne faut pas confondre avec les tendons comme on le fait assez souvent. Les nerfs sont de longs cordons blanchâtres, d'une substance toute particulière, qui se ramifient dans tout le corps, et qui partent du centre nerveux : nous avons vu plus haut que ce centre se compose du *cerveau*, du *cervelet* et de la *moelle épinière*, contenus dans le crâne et le canal vertébral. De ce centre, les nerfs se rendent, par paires symétriques, dans les deux côtés du corps, où ils portent les ordres du mouvement, et d'où ils rapportent les sensations du toucher et des autres sens.

L'organe du toucher est la *peau*, qui sert en même temps de protection au corps et d'organe de la transpiration. La peau jouit d'une sensibilité exquise, due à la multitude des filets nerveux qui s'y ramifient. Elle est recouverte d'une pellicule fine de nature cornée, qu'on appelle *épiderme*, et qui, en se développant par certaines causes accidentelles, forme ce que l'on appelle les *cors* et les *durillons*. Elle présente, aux extrémités des doigts, des productions épidermiques nommées *ongles*, et, à la tête, d'autres productions de même nature, qui sont les *cheveux*. Chose remarquable, l'épiderme, les ongles et les cheveux, ainsi que les autres poils qui existent sur la peau, sont composés d'une même

substance, malgré leurs apparences si différentes.

Les autres organes des sens sont l'*œil,* organe
de la vue; l'*oreille,* organe de l'ouïe; le *nez,*
organe de l'odorat; la *langue,* organe du goût,
lequel réside aussi sur d'autres points de la bouche. Nous n'entrerons dans aucun détail sur ces
importants sujets, non qu'ils ne soient pleins
d'intérêt, mais parce qu'ils nous écarteraient
trop de l'objet principal que nous devons avoir
en vue, savoir la santé et ses dérangements. Nous
dirons quelques mots en particulier de l'œil lorsque nous aurons à parler des maladies de cet
organe, parce que ces détails seront alors nécessaires pour qu'on se rende compte des lésions.
Revenons aux rapports des nerfs avec les muscles, les organes des sens et le centre nerveux.

Dès qu'un objet touche le corps ou frappe la
vue, l'odorat, le goût, l'homme en est averti,
parce que la sensation est transmise au cerveau
par les nerfs qui se rendent des organes des sens
au centre nerveux, et que le cerveau est l'instrument immédiat de l'esprit. Si l'homme veut
faire un mouvement, sa volonté agit sur le cerveau, lequel communique l'impulsion aux muscles qui exécutent le mouvement. Cette transmission du sentiment et du mouvement se fait
avec la rapidité de l'éclair : on en a la preuve
par la promptitude avec laquelle la main se retire
d'un objet dès qu'elle se sent brûler; il a fallu,

dans ce court instant, que la sensation de brûlure se transmît au cerveau et que l'impulsion du mouvement en arrivât aux muscles. Ce qui prouve que les nerfs sont les intermédiaires de cette transmission, c'est que, lorsqu'ils sont coupés dans certaines blessures, ou comprimés, dénaturés par certaines maladies, le mouvement et le sentiment se perdent dans les parties du corps auxquelles ces nerfs se distribuent.

Certains nerfs servent à la fois au sentiment et au mouvement; ils appartiennent au sens du toucher. Pour chacun des autres sens, il y a un nerf distinct qui produit la sensation et n'a point d'autre usage. Ainsi le *nerf optique* pour la vue, le *nerf acoustique* pour l'ouïe, le *nerf olfactif* pour l'odorat, le *nerf lingual* pour le goût. Chacun de ces nerfs est double, c'est-à-dire qu'il y a un cordon nerveux semblable de chaque côté.

Quant au centre nerveux, observons avec quel soin la nature a assuré sa protection contre les atteintes du dehors. La boîte osseuse du crâne, qui contient le cerveau et le cervelet, outre qu'elle est d'une solidité très-grande, occupe le haut de la tête, que l'homme garantit avec le plus d'attention. La colonne vertébrale, qui contient la moelle épinière, non-seulement est construite de manière à unir la solidité à la souplesse, mais encore laisse du jeu à cet organe dans le canal rachidien, de sorte que la moelle n'éprouve aucun tiraillement dans les mouvements du

corps. Et cette protection du centre nerveux
était bien nécessaire, car rien n'égale la délicatesse de son tissu, dans lequel les moindres
lésions produisent des troubles graves qui reten-
tissent dans tout le corps. La paralysie et les
convulsions sont les symptômes les plus remarquables des lésions du centre nerveux.

Nous terminerons ce qui concerne la vie de
relation, en observant que son système nerveux
communique avec celui de la vie organique,
appelé, comme nous l'avons vu, système du
grand sympathique, et qu'elle influe ainsi sur
cette dernière. Le Créateur a voulu que les
fonctions de la vie de nutrition s'exerçassent
en nous en quelque sorte à notre insu, et en
dehors de notre pouvoir; c'est pourquoi il a
donné à ces fonctions un système nerveux particulier, indépendant jusqu'à un certain point
du système nerveux cérébro-spinal, sur lequel
la volonté agit directement. Mais il a permis que
certains rapports de communication existassent
entre ces deux systèmes, afin que la volonté
puisse influencer indirectement la vie de nutrition autant qu'il est nécessaire.

Nous voyons encore ici se présenter les rapports mystérieux du physique avec le moral,
dont nous avons déjà parlé à propos des conditions d'entretien de la santé. L'action de la volonté sur le système nerveux de la vie de relation, et de celui-ci sur les nerfs de la vie de

nutrition, nous donne de nouveau l'occasion d'insister sur cet important sujet.

Ce rapport du physique avec le moral, que nul philosophe ni savant n'a pu expliquer, est cependant si frappant, que chacun s'en aperçoit à toute heure. La confiance, on le sait, est la première condition de la guérison, et rien n'est plus funeste que l'idée fixe de l'incurabilité d'un mal que l'on porte. Très-souvent les aberrations de l'esprit amènent des désordres dans le système nerveux; il en est de même de la fougue des passions. Que de secousses, de fièvres, de langueurs de tout genre ont été le résultat des troubles du sentiment ou des idées! Nous savons tous qu'une volonté ferme et courageuse, tenant dans un éveil calme toutes les forces vitales, fait parfois reculer la maladie et la mort, qui, dans le même péril, triompheraient d'un caractère moins énergique. La peur frappe souvent l'homme de la manière la plus funeste dans un accident qui, sans elle, aurait eu des suites peu graves. Le découragement, le désespoir, doublent le danger des maladies épidémiques.

C'est assez dire que la Religion, outre qu'elle nous enseigne que notre vie est au seul pouvoir de Dieu, qui peut nous sauver par des voies que nous ignorons, nous donne le fond des forces par lesquelles nous résistons aux causes qui tendent à détruire la vie de notre corps. Elle imprime au caractère la véritable fermeté, et em-

pêche que l'énergie ne dégénère en opiniâtreté
et en imprudence. Ses principes, en effet, s'op-
posent à ce qu'on abuse des forces que l'on à
reçues de la nature : et que de fois ne voyons-
nous pas des personnes énergiques , déployant
un courage mal placé, s'imaginer que la maladie
pliera devant leur volonté tandis qu'elles mépri-
sent les conseils de la prudence, opiniâtreté qui
ne fait pas moins de victimes que la lâcheté et la
mollesse !

LIVRE II.

DES BLESSURES ET DES MALADIES.

—

CHAPITRE I.

Notions générales.

Nous avons vu comment la nature travaille pour entretenir la santé, et comment agissent les causes nuisibles pour attaquer cette santé en troublant la marche de la nature dans ses différentes fonctions. Cette même force naturelle, réagissant contre ce qui la trouble, tend à opérer la guérison des lésions diverses.

Il était donc bien important de se faire, avant tout, une idée exacte des fonctions de la nature, puisque la connaissance de ces fonctions domine nécessairement tout l'art de guérir. Les remèdes les plus merveilleux, les méthodes les plus puissantes, n'agissent qu'en mettant, par diverses voies, la nature dans les conditions les plus favorables possible pour amener la guérison. Aussi,

les premières années des études médicales sont-
elles employées à approfondir cette connaissance, qui n'est jamais trop étendue pour le
médecin. Le résumé que nous en avons donné
doit être toujours présent à l'esprit de quiconque
veut se rendre réellement utile dans les cas de
maladie ou d'accident, et ne pas aggraver le mal
en voulant y remédier.

On comprend déjà, par là, que c'est une grave
erreur de croire qu'à chaque mal correspond un
remède toujours le même, et qu'on applique
(pour nous servir d'une expression triviale) *comme une pièce à un trou*. Une chose employée
utilement dans un cas, peut nuire dans un autre
cas qui semble le même, mais où la nature est
autrement disposée, soit à cause de la saison,
soit à cause du climat, du tempérament, ou même de circonstances parfois inexplicables, qui
sont propres à l'année où l'on se trouve, etc.
Tout le tact d'un bon médecin est donc nécessaire pour faire l'appréciation qui conduit à un
traitement opportun ; et ce tact doit être secondé
par des soins intelligents, basés sur les mêmes
principes de sagesse et de prudence.

Ce que nous allons dire des différentes lésions
auxquelles le corps de l'homme est sujet, a pour
but d'en donner une idée claire et méthodique,
afin que chacun puisse se servir de son bon sens
pour remédier aux maux légers, éviter ce qui
les augmente, donner les premiers soins en atten-

dant l'homme de l'art, comprendre ses prescriptions, les exécuter avec intelligence, et savoir l'avertir à temps des changements qui surviennent dans l'état du malade ou du blessé.

Certes, cette mission, qui nous échoit à tous, est assez noble, et nous ne pourrions que l'amoindrir en outre-passant les bornes que le bon sens lui assigne. Quiconque la remplit avec la simplicité modeste qu'elle comporte, est hautement estimé. Celui qui relève un blessé avec intelligence et lui donne les premiers soins; celui qui veille près d'un malade, attentif à saisir les changements qui arrivent dans son état, à lui administrer les remèdes avec discernement et à avertir le médecin dans les moments critiques, est aussi méritant que l'homme de l'art lui-même; le médecin proclame hautement que, dans la plupart des cas, il doit la moitié de la cure au bon garde-malade. Or, nous sommes tous garde-malades; car nos parents, nos amis, nos maîtres, nos serviteurs, sont sujets aux maux de l'humanité. Nous aurons plus d'une fois leur vie entre nos mains : combien il importe donc que nous acquérions les qualités nécessaires pour contribuer à les sauver !

Lorsque l'on considère ce qu'il y a de grandeur dans cette mission, commune à tous, et ce qu'un modeste bon sens donne de force pour la remplir, on doit plaindre ces personnes, bien intentionnées sans doute, mais aussi bien imprudentes, qui, faisant assez peu de cas de la science du médecin quoique s'érigeant en médecins elles-mêmes, veulent absolument appliquer, sans aucune connaissance de la nature ni de l'art, un même remède aux maux qui leur paraissent se ressembler. Notons bien que ces remèdes, que l'on considère comme des merveilles, ne sont souvent que de vieilles ordonnances de médecins, qui ont convenu dans des cas tout différents, ou même des remèdes auxquels les médecins ont renoncé parce qu'on en a trouvé de plus efficaces. Ce ne sont pas les recettes qui manquent; il y en a des milliers dans les livres de médecine : ce qui importe, c'est l'opportunité, l'à-propos des remèdes et des soins.

Loin de nous l'idée de prétendre que les personnes étrangères à l'art de guérir ne puissent rien lui apporter de nouveau, ni tirer utilement de l'oubli une ancienne recette. Ceux qui n'ont pas fait d'études peuvent enrichir la science de précieuses découvertes; le garde-malade et le malade lui-même peuvent donner aux médecins d'excellentes inspirations. Mais pour cela il faut écouter le bon sens, dont la première règle est de soumettre chaque chose à celui qui en fait une étude spéciale.

Ces notions générales étant bien établies, passons à l'examen particulier des diverses lésions. Nous commencerons par les diviser méthodiquement, afin de mieux nous y retrouver et de rapporter plus aisément ces lésions aux fonctions qu'elles troublent.

Les lésions du corps se divisent pratiquement en deux grandes classes. Les unes sont appelées *blessures*, et proviennent de certaines causes extérieures qui ont pour effet de couper, de briser ou d'attaquer violemment d'une manière quelconque les organes du corps. Les autres sont appelées *maladies*; ce sont celles où le corps se trouve attaqué intérieurement dans les fonctions de sa vie, et où la nutrition se trouve ainsi altérée de diverses manières. Chacun sait que ces deux ordres de lésions donnent lieu à deux branches de l'art de guérir, la *chirurgie* et la *médecine*, où l'homme de l'art se spécialise ordinairement dans la pratique, quoiqu'il soit obligé de les étudier toutes deux et souvent de les exercer ensemble. Cette spécialisation, où l'homme instruit ne trouve pas encore son savoir et son talent suffisants pour traiter certains maux avec toute l'habileté désirable, prouverait une fois de plus, si le bon sens ne le disait assez, combien il est imprudent à celui qui n'a pas fait une étude spéciale du corps humain, de vouloir appliquer les remèdes sans recourir aux lumières de l'art.

Nous allons passer successivement en revue les principaux ordres de blessures et de maladies, en les classant le plus pratiquement possible et en indiquant, à chacune d'elles, comment il est le plus utile de se comporter.

CHAPITRE II.

Des blessures.

Les causes qui blessent le corps agissent de différentes manières. Il en est qui froissent ou qui compriment violemment les parties molles, ce sont les *contusions*. Il en est qui divisent la peau et les autres parties molles, en produisant ce que l'on appelle des *plaies*, dont nous rapprocherons les *ulcères*, les *brûlures*, les *engelures*, les *gerçures*. Il en est qui brisent les os ; on les appelle *fractures*. D'autres rompent les tendons ou autres parties résistantes qui ne sont pas des os ; on les nomme *ruptures*. D'autres déplacent les os de leur articulation entre eux, ce sont les *luxations*. Quand une cause quelconque déplace un organe situé dans le corps, et le fait arriver sous la peau où il est exposé à divers accidents, il y a ce qu'on appelle *hernie*. Nous rapprocherons des blessures, les *corps étrangers* introduits dans les tissus ou les diverses cavités du corps, et les *excroissances* qui, altérant plus ou moins sa forme extérieure, sont aussi du domaine de la chirurgie.

Des contusions.

Les contusions proviennent du choc ou de la pression des chairs contre un corps dur et non tranchant, comme lorsqu'on tombe à terre ; lorsqu'on est poussé violemment contre un mur; lorsqu'on est frappé d'un bâton, d'une baguette, d'une corde, du plat d'une arme ; lorsqu'on est pincé, serré fortement entre deux corps durs, etc.

La contusion a pour effet de faire sortir le sang des petits vaisseaux qui se ramifient dans les chairs, et d'en produire l'infiltration dans leur tissu. De plus, lorsque la contusion est violente, et surtout lorsqu'on n'en prend pas assez de soin, elle tend à amener l'inflammation.

Le sang épanché dans les tissus y apparaît bientôt sous forme d'une tache bleuâtre qu'on appelle *ecchymose,* d'un mot grec qui signifie *épanchement.* L'ecchymose se produit d'autant plus facilement, que le tissu contusionné est plus délicat. Ainsi, elle s'observe souvent aux paupières pour les coups reçus dans cette partie. Les personnes dont la peau est fine et les chairs molles, présentent des ecchymoses pour la moindre pression un peu forte.

L'ecchymose tend à disparaître peu à peu, parce que le sang infiltré dans les tissus s'y décompose, et que ses éléments sont absorbés. Cette décomposition se manifeste par des chan-

gements de nuances assez curieux, qui se produisent dans l'ecchymose pendant les jours qui
suivent l'accident.

La contusion, lorsqu'elle est violente, peut
être accompagnée de plaie. Il y a même un grand
nombre de plaies qui sont toujours contuses,
telles que celles que produisent les projectiles
lancés par les armes à feu, projectiles arrondis,
qui ne font plaie que par la force énorme de
leur impulsion. Dans les écrasements et broie-
ments des membres, la contusion va jusqu'à dés-
organiser, détruire les tissus. Nous aurons ici
principalement en vue les contusions les plus
simples.

Le but à atteindre pour remédier à une contusion, c'est de mettre obstacle autant que possible à l'infiltration du sang dans les tissus, et de
favoriser la résorption du sang infiltré, c'est-à-
dire la *résolution* de l'ecchymose. On y parvient
en appliquant, sur la partie contusionnée, des
compresses continuellement imbibées d'eau fraîche, et parfois en plongeant cette partie elle-
même dans l'eau fraîche lorsqu'il n'y a pas de
danger à le faire. Le froid de l'eau est un obstacle puissant à l'ecchymose et à l'inflammation,
parce qu'il tend à resserrer les vaisseaux. Certains médicaments produisent cet effet plus puissamment encore, et sont appelés pour cela *astringents résolutifs*. Parmi eux nous citerons
l'eau de Goulard, qui est généralement connue,

et dont l'acétate de plomb est la base. L'eau salée est aussi employée dans le même sens.

Remarquons ici, tout d'abord, l'utilité chirurgicale de l'eau, dont nous connaissons déjà l'utilité hygiénique; et admirons la bonté du Créateur, qui a répandu ce précieux agent avec tant de profusion dans la nature. Observons que l'eau pure est préférable à tout autre moyen quand il faut agir sur une contusion accompagnée de plaie ou sur une contusion des paupières, puisque, dans ce cas, l'eau salée et les autres médicaments du même genre pourraient occasionner de la douleur dans les plaies ou dans l'œil.

Les soins dont nous venons de parler sont utiles non-seulement pour remédier à la contusion en elle-même, mais encore pour prévenir l'inflammation qui pourrait en être la suite. Ils sont utiles même dans les cas les plus graves, parce qu'ils réduisent le mal à sa plus simple expression, en attendant que le chirurgien vienne juger de ce qu'il lui reste à faire. Mais il importe de les employer dès le commencement et de les continuer sans interruption, surtout lorsque l'inflammation est à craindre; sinon ils pourraient agir en sens contraire du but.

Quelquefois, dans les contusions à la tête, et pour prévenir la formation des *bosses* qui s'y produisent assez rapidement, on applique avec une certaine force des pièces de monnaie sur cette partie. Ce moyen agit, à la manière des résolutifs, en obligeant les fluides à rester dans les vaisseaux.

DES PLAIES.

Il y a plaie lorsque la peau se trouve divisée. Cette division peut s'étendre plus ou moins profondément aux parties que la peau recouvre.

Les plaies peuvent être produites par tous les chocs qui amènent des contusions. Il est même des cas où des corps non tranchants, tels qu'un bâton, une baguette, une pierre plate sur laquelle on tombe, produisent une plaie aussi nette que celle qui résulte d'un instrument tranchant. Cela dépend à la fois de la rapidité du choc et du degré de tension de la peau, qui facilite sa division nette. Nous aurons principalement en vue ici les plaies produites par des instruments tranchants, afin de mieux comprendre le mode de guérison des plaies en général.

Lorsqu'une plaie est simple, ou que, par des soins chirurgicaux intelligents, elle a été ramenée à l'état de simplicité, et lorsque le sang a cessé de couler, il suffit que les bords de la plaie soient appliqués exactement l'un contre l'autre et maintenus en cet état pour qu'une prompte guérison s'opère, et voici comment : il se fait sur chaque bord une sorte de suintement d'une matière appelée *lymphe*, qui réunit les tissus divisés. C'est ce dont on a la preuve tous les jours lorsqu'une personne s'est coupée au doigt,

et qu'elle applique convenablement sur la coupure un morceau de taffetas d'Angleterre, ou
qu'elle en maintient exactement les bords en contact au moyen d'un simple fil. L'important est
que la plaie ne contienne aucun corps étranger,
et que les bords en soient bien appliqués l'un
contre l'autre.

La tendance naturelle des plaies à guérir de
cette manière est tellement puissante, que les
plus habiles chirurgiens agissent dans ce sens,
même dans les plaies les plus graves et les plus
compliquées, et qu'ils font en sorte, après avoir
ramené ces plaies à la plus grande simplicité
possible, par divers moyens qui sont de leur ressort, que la majeure partie de la plaie guérisse
ainsi immédiatement et sans suppurer. Nous
verrons plus loin ce que c'est que la *suppuration*.

Ce que nous venons de dire prouve combien
il est, en général, nuisible de mettre sur les
plaies des onguents et des *vulnéraires*, qui ont
pour résultat de les échauffer, de les enflammer,
d'y amener quelquefois des accidents graves, ou
au moins un mode de guérison plus long, celui
par *suppuration,* lequel doit être laissé aux
plaies qui ne peuvent guérir autrement. Il y a
quelques siècles, les chirurgiens eux-mêmes
partageaient cette erreur, et ils portaient avec
eux une boîte d'onguents et de vulnéraires qu'on
croyait indispensables, parce qu'on avait jugé

par certains cas particuliers où la nature a effec-
tivement besoin de ces excitants, et qu'on ne
connaissait pas aussi bien qu'aujourd'hui sa tendance puissante à la guérison. Un célèbre chirurgien, se trouvant dépourvu de cette boîte en
face d'un accident très-grave et très-urgent, fut
obligé de s'en passer, et il pansa la blessure simplement : le résultat de ce pansement fut tellement heureux, que l'on commença dès lors à
renoncer à tous les excitants employés jusque-là
dans le traitement des plaies. Il y a de ce fait
deux à trois cents ans, et tous les jours nous
voyons encore des personnes qui croient bien
faire en appliquant sur une coupure des feuilles
de lis trempées dans l'eau-de-vie, ou autres choses semblables. On comprend combien tout cela
est contraire à la saine pratique. Dans les cas
rares où une plaie a besoin d'excitation pour
guérir, il faut toujours en abandonner le soin
au chirurgien.

Nous avons vu que les plaies peuvent être
accompagnées de contusion. Il faut alors joindre
aux moyens qui favorisent la réunion des lèvres
de la plaie, ceux qui préviennent ou arrêtent les
mauvais effets de la contusion. C'est ainsi, par
exemple, qu'après avoir réuni les bords de la
plaie, on y applique pendant un certain temps
des compresses d'eau fraîche.

Disons ici quelques mots des moyens par lesquels on maintient les lèvres de la plaie appli-

quées l'un contre l'autre. Ces moyens sont ordinairement des *agglutinatifs,* dont le principal
et le plus employé est le *diachylon,* sorte d'emplâtre que l'on étend sur un linge et dont on fait
des bandelettes. On trouve chez les pharmaciens
une toile agglutinative toute préparée et qu'on
appelle *sparadrap,* dans laquelle on n'a qu'à
tailler des emplâtres et des bandelettes.

Quelquefois une seule bandelette ou un petit
carré de sparadrap suffit pour fermer entièrement la plaie. Lorsqu'elle est d'une certaine
étendue, il faut plusieurs bandelettes. On commence par appliquer celle du milieu, parce que
c'est là que l'écartement est le plus grand. Pour
que les bandelettes soient bien appliquées, il faut
qu'il ne reste plus d'écartement entre les lèvres
de la plaie, sans que pour cela elles soient con-
traintes. Par-dessus les bandelettes, on place
ordinairement une compresse, que l'on maintient par une bande ou tout autre moyen approprié.

Nous devons mentionner ici deux agglutinatifs très-commodes : le *taffetas d'Angleterre* et
le *collodion.* Le taffetas d'Angleterre est noir ou
rosé ; pour l'appliquer, il faut le mouiller légèrement avec la salive, du côté où se trouve l'enduit
agglutinatif. Quant au collodion, c'est une sorte
de bouillie, analogue en consistance à l'empois,
mais qui sèche avec une rapidité extrême. On en
verse avec dextérité une quantité suffisante sur

un morceau de linge que l'on applique immédiatement sur la plaie, en ayant la précaution
de refermer promptement le petit flacon, pour
que son contenu ne se dessèche pas. L'avantage
du collodion est, non-seulement de se sécher à
l'instant même, mais encore d'être inattaquable :
de telle sorte que lorsqu'une plaie au doigt est
réunie par cet agglutinatif, on peut, sans qu'il
se détache, plonger les mains dans les divers
liquides qui se présentent ; et ceci est précieux
pour les travaux. Observons que le collodion
produit sur la chair vive une douleur assez forte,
et qu'il faut, par conséquent, tenir la plaie soigneusement fermée pendant qu'on l'applique.

Parfois il est nécessaire, pour diverses raisons, de coudre les bords de la plaie à l'aide
d'une aiguille. Cette opération a reçu le nom de
suture; le chirurgien la pratique de différentes
manières, suivant les cas.

On comprend que, pour peu qu'une plaie,
même simple, soit considérable, il faut en remettre le soin à l'homme de l'art dès qu'on le peut,
quoiqu'il soit bon, pour le seconder, de comprendre ce qu'il fait et de se mettre le plus possible à même de l'imiter, pour les cas urgents où
il n'est pas présent.

Lorsqu'on remarque de la douleur ou du gonflement dans une plaie, d'ailleurs bien pansée,
il est de la plus haute importance d'avertir le
chirurgien. Il peut arriver que l'on doive relâ-

cher ou même enlever les moyens qui en réunissent les bords, afin de rendre le gonflement plus libre et de prévenir l'étranglement. Il est parfois très-urgent de desserrer le bandage qui entoure une blessure quelconque. Ce sont là, on le comprend, des points très-délicats, sur lesquels nous ne pouvons qu'attirer ici l'attention.

La principale complication à laquelle le chirurgien ait ordinairement à remédier dans les plaies d'une certaine importance, est l'*hémorrhagie*, ou écoulement du sang. Cet accident, dans certains cas, tend à s'arrêter de lui-même en peu de temps, et la plaie peut être refermée après avoir un peu saigné. Mais lorsque des vaisseaux d'une certaine importance ont été blessés, ou pour toute autre cause, il arrive que l'hémorrhagie persiste. Le chirurgien y remédie par divers moyens, dont le principal est la *ligature*, opération délicate et qui est exclusivement de son ressort.

Lorsque, dans un accident, on se trouve pris au dépourvu, et que le sang s'écoule d'une blessure de manière à indiquer qu'un vaisseau artériel est ouvert, ce qui menace le blessé de mourir par la perte même de son sang, pour une blessure qui d'ailleurs eût été peu grave, on peut lui sauver la vie en comprimant le vaisseau plus haut que la plaie, et en empêchant ainsi que le sang, chassé par le cœur à chaque battement, n'arrive jusqu'à l'ouverture. On obtient quelque-

fois ce résultat assez heureusement en serrant le
membre au-dessus de la plaie par un mouchoir.
On sera d'autant plus certain de réussir, qu'on
aura quelque notion des vaisseaux qui apportent
le sang à la partie blessée; car alors, au lieu de
serrer aveuglément le membre, ce qui atteint
moins bien le but et a d'ailleurs divers inconvénients, on peut en comprimer le vaisseau principal avec connaissance de cause, en attendant
l'arrivée du chirurgien.

Voici quelques indications qui pourront être
utiles pour comprimer les vaisseaux des membres. Le bras et la main reçoivent le sang de
l'artère *humérale,* que l'on peut sentir et comprimer au pli du coude et un peu au-dessus, et
qui se divise, à la partie supérieure de l'avant-
bras, en deux branches qui s'enfoncent dans
l'épaisseur des chairs. Ces deux branches se font
sentir au poignet, où les chairs sont peu épaisses
et où le médecin tâte le pouls; il est utile de le
savoir pour les hémorrhagies opiniâtres de la
paume de la main. — La cuisse, la jambe et le
pied reçoivent leur sang de l'artère *fémorale,*
que l'on peut sentir et comprimer avec le doigt
au pli de l'aine. Cette artère passe en dedans de
la cuisse, puis, traversant les chairs, gagne le
creux du jarret, où elle prend le nom d'artère
poplitée, qui se divise bientôt en deux branches
pour alimenter la jambe. Une de ces branches
peut être sentie assez facilement derrière la mal-
léole interne.

Lorsqu'on veut comprimer une artère par le moyen d'un mouchoir serré autour du membre, on conçoit que la compression sera plus efficace si, connaissant le trajet de l'artère, on applique sur ce trajet une pelote de linge, qui, en y renforçant la compression, dégage d'autant les parties qui n'ont pas besoin d'être comprimées et où la circulation doit demeurer libre.

On conçoit aussi que la compression est plus délicate et plus intelligente lorsqu'elle peut être faite avec les doigts, seul moyen que l'on ait pour les parties qui ne se prêtent pas à la compression par un bandage. Pour comprimer un vaisseau avec les doigts, il faut appuyer légèrement leurs extrémités en ligne droite le long du trajet du vaisseau, en s'appuyant du pouce, autant que possible, sur un point osseux du membre, afin que les mouvements de celui-ci ne dérangent pas la compression.

Parfois, dans des catastrophes où tout était en confusion, on a pu arrêter provisoirement, jusqu'à l'arrivée du chirurgien, des hémorrhagies graves, telles par exemple que celles provenant d'un coup de feu à la jambe dans un combat, en appliquant un mouchoir serré sur la blessure, au-dessus même des vêtements. Le bon sens et la présence d'esprit doivent guider en pareil cas, afin que l'on n'agisse que lorsqu'il y a réellement urgence, et que l'on ne s'expose point à faire plus de mal que de bien.

Rappelons ici que, dans les hémorrhagies, l'eau fraîche, en resserrant les vaisseaux, combat puissamment l'écoulement du sang. Il en est de même des autres astringents, tels que l'*alun* et l'*acétate de plomb*. Ils conviennent surtout lorsque l'hémorrhagie provient des petits vaisseaux.

Pour terminer ce qui concerne les plaies, il nous reste à dire quelques mots de la *suppuration*.

Lorsque, dans une plaie, il y a *perte de substance*, ou lorsque, par une cause quelconque, la réunion immédiate n'a pas eu lieu, il se forme un travail particulier pour remplir le vide qui existe entre les bords de la plaie, c'est-à-dire pour former un tissu nouveau qui prend le nom de *cicatrice*. Les bords et le fond de la plaie se gonflent, donnent naissance à un liquide d'apparence crémeuse qu'on appelle *pus ;* il se forme, dans la plaie, des *bourgeons charnus;* c'est-à-dire une sorte de végétation de chairs nouvelles, qui finissent par remplir le vide. La formation de la cicatrice doit être dirigée par de bons soins, afin qu'elle réussisse et qu'elle ait la forme la plus favorable possible. C'est en cela que consiste l'art du *pansement,* dont la règle est surtout de ne pas détruire le travail de la nature en froissant ou maltraitant les bords de la plaie, par où la cicatrice commence. Le chirurgien est quelquefois obligé de réprimer la végétation trop forte des chairs, ou de l'exciter, de lui donner du ton ; et c'est alors que se présente le besoin de certains onguents, stimulants, caustiques, dont l'usage doit être soumis à ses prescriptions. De tous ces agents, le plus employé aujourd'hui est le *nitrate d'argent,* appelé aussi *pierre infernale,* et qui, habilement manié, remplit à merveille l'indication. Quelquefois aussi divers adoucissants deviennent nécessaires. En tout cas, il faut un régime bien réglé.

Abcès. A propos de la suppuration des plaies, nous dirons ici quelques mots de celle qui se produit dans l'intérieur des chairs, et qui donne lieu à ce qu'on appelle des *abcès,* sorte de poches où se trouve réunie une quantité plus ou moins considérable de pus.

Entre la peau et les muscles, et dans les intervalles que ceux-ci laissent entre eux, on trouve en plus ou moins grande quantité, suivant les différents points du corps, un tissu particulier formant une sorte de coussin blanchâtre, et qu'on appelle *tissu cellulaire.* L'inflammation de ce tissu donne assez facilement naissance à des abcès, qu'on nomme *abcès chauds* pour les distinguer d'abcès d'un autre genre qui sont appelés *abcès froids,* et dont nous parlerons ailleurs.

Les abcès ont une tendance à s'ouvrir au dehors, en amincissant les parties qui font obstacle à la sortie du pus. Lorsque ces parties sont trop résistantes, il arrive souvent qu'on est obligé d'ouvrir artificiellement l'abcès, pour éviter divers inconvénients parfois très-graves, dont nous ne pouvons donner ici le détail. Le pansement des abcès doit se faire sous la direction du chirurgien. Le principe général à suivre dans ce pansement est d'empêcher que l'ouverture ne se cicatrise avant le fond, ce qui empêcherait la sortie du pus, et donnerait lieu au renouvellement de son accumulation dans la poche de l'abcès. On atteint ce but en plaçant dans l'ouverture une mèche de charpie, enduite d'un corps gras tel que le cérat, laquelle facilite l'écoulement du pus, tandis que la poche de l'abcès revient graduellement sur elle-même et que la cicatrisation s'opère par les bourgeons charnus qui partent de son fond.

Panaris. Le panaris est une inflammation du tissu cellulaire du doigt, qui a une grande tendance à se terminer par suppuration. Assez peu grave lorsqu'il occupe le bout du doigt, il devient très-violent lorsqu'il en occupe le milieu, où le tissu cellulaire est enfermé étroitement dans des parties très-résistantes. Les cataplasmes de farine de lin, les bains prolongés de la main dans la décoction de graine de lin ou de mauve, sont très-utiles dans cette maladie. Lorsque le cas est grave, il est souvent nécessaire de faire de très-bonne heure une incision qui mette à l'aise les parties enflammées, et empêche ainsi les mauvaises suites de cette inflammation. On a pu réussir à arrêter le développement de ces panaris, en appliquant sur le doigt une couche d'onguent mercuriel épaisse d'un millimètre, et, par-dessus, un large cataplasme de farine de lin, et en renouvelant plusieurs fois le jour cette application. On conçoit combien il est important de s'adresser de bonne heure au chirurgien, dans une maladie dont l'expérience de tous les jours démontre les dangers.

Une chose plus importante qu'on ne pourrait le croire dans le traitement du panaris, et qui contribue considérablement à la guérison, c'est de tenir la main constamment dans une position élevée, en la posant sur un coussin situé assez haut. Grâce à cette position, le sang des artères afflue avec moins de force dans la partie enflammée, puisqu'il doit aller contre son propre poids, tandis que celui des veines, qui marche en sens contraire, en sort plus facilement. Chacun peut en avoir la preuve en tenant une de ses mains élevée et l'autre pendante : celle qui est élevée deviendra pâle, tandis que l'autre deviendra rouge, et cela assez promptement. Dans les cas moins graves, il suffira de mettre le bras en écharpe, ce qui procurera sans trop d'embarras une position élevée à la main malade.

Piqûres. Les panaris survenant assez souvent à la suite de piqûres, il est bon de dire ici quelques mots de ce genre de blessures, en apparence peu graves et qui cependant peuvent avoir de si mauvaises suites.

Divers instruments produisent des piqûres.
Une aiguille, un poinçon, une alène, sont ceux
qui y donnent le plus souvent lieu.

La gravité de cette blessure tient à ce que la
pointe de l'instrument, traversant une certaine
épaisseur de tissus sans presque produire d'ouverture, va irriter un tissu profondément situé,
sans lui donner d'espace pour développer son
gonflement inflammatoire. De sorte que si l'inflammation arrive, le tissu enflammé se trouve
emprisonné ; et l'on conçoit aisément les mauvais résultats qui doivent provenir de cet étranglement.

Il importe donc, lorsqu'on s'est fait une piqûre, de prévenir autant que possible l'inflammation en appliquant assez longtemps l'eau fraîche, en tenant la partie élevée et cessant de la
mouvoir ; et, si l'inflammation se développe, de
s'adresser aussitôt à l'homme de l'art pour qu'il
la modère par les moyens les plus prompts et les
plus efficaces.

DES ULCÈRES.

Nous ne dirons que quelques mots des ulcères,
qui, plus encore que les plaies, ont besoin d'être
dirigés par le médecin. Notre but sera surtout
de faire saisir les causes qui les entretiennent,
et, par là, de mettre chacun à même de faciliter
le plus possible leur guérison.

Les ulcères sont des plaies qui tendent à rester

stationnaires ou à s'accroître, au lieu de tendre vers la guérison. Les plus communs se rencontrent aux parties inférieures du corps, et notamment aux jambes, ce qui tient surtout à ce que les fluides ont plus de difficulté à y circuler, obligés qu'ils sont de remonter contre leur propre poids. Aussi observe-t-on particulièrement des ulcères dans certaines professions laborieuses où l'homme est toujours sur ses pieds, sans se donner assez de mouvement pour favoriser la circulation ; on les rencontre surtout chez les vieillards, à cause de la lenteur de la circulation à cet âge.

Le manque d'intelligence ou de docilité dans le soin des plaies ordinaires, et un régime qui leur est contraire, tel que l'usage des alcooliques, du café, des crudités, etc., peuvent les faire dégénérer en ulcères ; les mêmes causes entravent aussi la guérison des ulcères proprement dits. Il importe donc de les écarter en adoptant avant tout un bon régime, qui variera suivant les circonstances et suivant la constitution du malade.

De plus, il faut placer dans une position convenable la partie où siége un ulcère. Ainsi, c'est en vain qu'on espèrerait guérir un ulcère des jambes en continuant de marcher ou de se tenir debout : il faut placer la jambe dans une position horizontale, en la posant, par exemple, sur un tabouret, ou sur une planchette en T, dont l'usage est très-commode.

Certains ulcères sont entretenus par une mauvaise disposition des organes digestifs ou de la peau, que l'homme de l'art doit combattre spécialement par un traitement et un régime convenables.

Ce n'est qu'en écartant ainsi toutes les causes défavorables, qu'on donne au pansement son plein effet. Ce pansement lui-même doit être intelligent, et dirigé par l'homme de l'art. Il se rapproche d'ailleurs de celui des plaies pour la simplicité de son principe. Le soin et la propreté sont souvent le secret de la guérison des ulcères, comme de bien d'autres guérisons.

A propos de propreté, il est bon de faire ici une remarque : c'est qu'il est en général nuisible de laver avec de l'eau la surface des plaies. L'eau n'est utile que pour nettoyer la peau qui les entoure : quant aux plaies elles-mêmes, elles ne peuvent être touchées qu'avec du linge sec et très-légèrement. Il faut d'ailleurs, à ce sujet, demander dans chaque cas des instructions précises au médecin.

La guérison subite de certains ulcères peut donner lieu à des accidents intérieurs dans des organes importants, et mettre ainsi la vie en danger. On est alors heureux de les rappeler en appliquant, sur le lieu où siégeait l'ulcère, des vésicatoires, des sinapismes ou autres moyens analogues. On comprend combien, dans ces circonstances délicates, on a besoin des avis de l'homme de l'art.

Des brûlures.

Les brûlures peuvent être produites, soit par l'action directe du feu et de la flamme, soit par le contact des corps solides ou liquides brûlants, tels que le fer chaud ou l'eau bouillante, soit par celui des vapeurs également brûlantes. L'effet de certains liquides chauds est aggravé par leur adhérence à la peau ou par la plus grande chaleur dont ils sont susceptibles, comme les huiles, les graisses, le bouillon, le sirop, etc., ou par d'autres qualités nuisibles qu'ils ont même étant froids, comme l'acide sulfurique ou huile de vitriol, etc.

On sait combien les brûlures sont douloureuses, combien leurs mauvais effets tendent à s'accroître si elles ne sont pas soignées dès les premiers moments. Or, il faut que les soins qu'on leur donne soient très-intelligents ; c'est un des accidents où il importe le plus de savoir ce qu'on fait, car ce qui convient à un moment ne convient nullement à un autre. C'est ce qui fait qu'on a vanté tant de remèdes différents contre la brûlure, et qu'on applique tous les jours sans succès ce qui peut être réellement utile. Quelques mots de science vraie éclaircissent tout ce chaos, et mettent chacun à même de rendre des services réels dans ces accidents si douloureux et si souvent redoutables.

Les chirurgiens ont distingué dans les brûlures plusieurs degrés, dont ils ont précisé les caractères. Ainsi, dans le premier degré, la peau
est simplement rougie et douloureuse ; dans le
second, l'épiderme est en outre soulevé sous
forme de vésicules. Dans les deux degrés suivants, la peau est entamée dans son épaisseur, et
il se forme ce qu'on appelle des *escarres,* plaques
plus ou moins épaisses de peau mortifiée. Vient
ensuite le degré où la partie est profondément
attaquée, et enfin celui où elle est carbonisée.

Une brûlure, même peu profonde, acquiert
un haut degré de gravité lorsqu'elle est très-
étendue, parce qu'elle peut donner lieu alors à
des accidents nerveux graves, à des irritations
dangereuses d'organes intérieurs importants.

Les soins à donner aux brûlures reposent sur
trois points bien distincts : empêcher autant que
possible que l'inflammation ne se développe dans
la partie brûlée ; combattre cette inflammation
lorsqu'elle est développée ; dans les brûlures où
il y a des escarres, faciliter leur chute et modérer le travail de suppuration qui l'accompagne.
Nous ne devons parler ici que des premières indications, afin que l'on soit à même de guérir
les brûlures peu graves, de diminuer le plus possible les mauvaises chances de brûlures graves
en attendant le chirurgien, et enfin de pouvoir
bien seconder celui-ci, car trop souvent il échoue
dans son traitement faute d'aide suffisante.

Pour empêcher l'inflammation, ou du moins la réduire aux plus faibles proportions possibles, on emploie l'eau fraîche, ainsi que nous l'avons déjà indiqué pour les contusions, soit à l'aide de compresses continuellement imbibées ou renouvelées, soit en plongeant la partie brûlée dans l'eau, si cela se peut sans inconvénient. L'eau dans laquelle on a fait dissoudre de l'alun doit être préférée aussitôt qu'il est possible de s'en procurer, car, jouissant d'une propriété astringente même lorsqu'elle n'est plus fraîche, elle n'a pas besoin d'être renouvelée si souvent. Nous en dirons autant de l'eau de Goulard et de celle où l'on a dissous du sulfate de fer ou couperose verte, qui sert à faire l'encre. C'est dans le même sens que l'on a vanté la gelée de groseilles, à cause de l'acide qu'elle contient ; mais on comprend que le sucre qui s'y trouve a des inconvénients, et qu'il vaut mieux se servir avec constance de l'eau froide, et surtout de l'eau d'alun, qu'il est si facile de se procurer ou même d'avoir toujours toute prête. Le coton brut, en abondance, a aussi été employé avec grand succès : appliqué sur la partie brûlée, il empêche l'irritation de la brûlure en s'opposant au contact de l'air. On le trouve dans toutes les filatures de coton. Il faut éviter de prendre le coton gommé qui sert à doubler les vêtements, et qui, beaucoup moins commode, n'atteint pas aussi bien le but.

Lorsque l'inflammation existe, on la combat par divers corps gras, tels que l'huile d'olive, le cérat simple, le cérat de Saturne, le liniment *oléocalcaire*, que l'on prépare en mêlant une partie d'huile d'olive et huit d'eau de chaux. Les cataplasmes de farine de lin, presque froids, employés avec intelligence, peuvent être très-utiles dans le pansement des brûlures. Mais évitons d'empiéter sur le domaine de l'homme de l'art; qu'il nous suffise d'avoir éclairé les premiers soins et donné une idée de la marche du traitement. Répétons que rien ne serait plus nuisible que de vouloir s'en fier à soi-même pour les brûlures, et que le médecin est nécessaire ici plus que partout ailleurs, non-seulement pour diminuer les dangers, mais encore pour prévenir les cicatrices difformes que certaines brûlures amènent. Il arrive quelquefois, même par des brûlures assez légères, que les doigts contractent entre eux des adhérences que l'on regrette vivement ensuite.

N'oublions pas de dire qu'il importe de conserver avec grand soin la peau des vésicules de brûlure, et qu'on doit se garder de la déchirer. Il faut même attendre un certain temps pour évacuer ces vésicules en les piquant avec précaution à l'aide d'une fine aiguille. Elles forment sur la partie brûlée une sorte de protection naturelle qui est la meilleure. C'est assez dire qu'il ne faut pas ôter à la hâte et sans précaution les vêtements de ceux qui sont brûlés, mais qu'au contraire ces vêtements doivent être coupés soigneusement là où c'est nécessaire.

Lorsqu'on se trouve en présence d'une personne dont les vêtements sont en flamme, on est ordinairement troublé, et non sans raison. Cependant il importe d'arrêter au plus vite l'action du feu, car chaque moment augmente la gravité de suites. Le moyen le plus simple consiste à étouffer le feu à l'aide d'un manteau, d'un vêtement épais, d'une couverture de laine ou d'un tapis de table si l'on a ces objets sous la main. Un seau d'eau, un grand bassin plein d'eau, jeté adroitement et largement, surtout si le blessé a la présence d'esprit de s'asseoir à terre ou de se coucher convenablement pour le recevoir, peut venir puissamment en aide et éteindre tout le feu d'un seul coup. Chacun des assistants, en pareil cas, doit appeler à son aide toute sa présence d'esprit, non-seulement pour ne pas troubler les autres, mais encore afin de reconnaître à l'instant quel moyen il peut employer, et pour que tous agissent sans se contrecarrer entre eux. Ainsi du moins les chances seront rendues les moins malheureuses possible dans ces terribles accidents.

DES ENGELURES.

On désigne sous le nom d'*engelure* une sorte d'irritation de la peau, produite par le froid de l'hiver, et par laquelle elle se trouve gonflée, souffrante, d'un rouge plus ou moins livide, état qui tend à se perpétuer, à revenir chaque année, à affaiblir la vitalité de cet organe, à y produire des crevasses et à occasionner beaucoup de difficultés dans le travail.

Pour les engelures comme pour les brûlures, on a proposé bien des remèdes. Mais souvent on paraît plus soucieux d'en chercher de nouveaux que d'employer méthodiquement ceux qu'on a, et surtout de prendre certaines précautions bien simples pour éviter le mal. Sans doute, certaines personnes ont une peau malheureusement très-disposée aux engelures, et certaines professions ne favorisent que trop cette disposition : mais que de fois la négligence, le manque de soins, de constance, d'intelligence dans les soins, appelle le mal et l'aggrave !

Voici la meilleure et la plus simple méthode pour prévenir et pour guérir les engelures.

Lorsque l'hiver approche, les personnes sujettes à ce mal doivent songer à s'en préserver en donnant l'activité et le ton nécessaires à la circulation du sang dans les parties qui en sont affectées. Pour cela, il suffit de les frictionner trois ou quatre fois le jour pendant quelques minutes avec de l'eau fraîche, de l'eau salée ou aiguisée d'eau-de-vie, de la neige quand on en a, puis de les essuyer promptement et de les tenir à l'abri du froid. On se trouvera bien de les graisser de temps en temps.

Lorsque les engelures se sont produites, il faut frictionner de même les parties malades avec de l'eau fraîche ou de la neige, les essuyer promptement, et, le soir, les enduire d'un corps gras, tel que l'huile d'olive, le saindoux, le suif, puis les recouvrir d'une peau souple. Il est rare que ces soins, continués avec une certaine constance et accompagnés des précautions de simple bon sens qui doivent les seconder, ne réussissent pas à guérir les engelures les plus rebelles.

DES GERÇURES.

Les gerçures sont de petites crevasses qui se produisent à la peau par suite de différentes causes, parmi lesquelles nous citerons la sécheresse, le froid, l'application de corps irritants ou qui, par leur sécheresse, privent la peau de l'enduit naturel qui l'assouplit. On remédie aux gerçures par l'application de corps gras, parmi lesquels nous citerons le *cérat* et le *beurre de cacao*. Quelquefois le médecin est obligé de toucher avec le nitrate d'argent les gerçures rebelles.

DES FRACTURES.

Les os peuvent se briser de deux manières différentes : directement dans le point où ils reçoivent le choc; indirectement ou *par contrecoup*, lorsqu'ils sont pressés à leurs extrémités par des causes diverses, et que la fracture a lieu dans un point intermédiaire qui ne reçoit aucun choc ni aucune pression. Ainsi, dans une chute d'une certaine hauteur sur le talon, les os de la jambe peuvent se trouver pressés entre le poids du corps et la résistance du sol, et se fracturer vers leur milieu par contre-coup ; ils peuvent se fracturer directement s'ils reçoivent sur un point quelconque de leur longueur un choc violent, tel que celui d'une barre de fer ou d'une forte pièce de bois, tandis qu'ils portent à faux. On comprend que la fracture directe doit être souvent plus grave que la fracture indirecte, puisqu'elle meurtrit les chairs, ce qui amène des complications quelquefois très-dangereuses.

Les os qui se fracturent le plus fréquemment sont ceux de la jambe, de l'avant-bras, de la cuisse et du bras. Les côtes se fracturent aussi assez souvent, ainsi que les os du crâne ; la fracture de ces derniers présente des dangers particuliers, à cause du voisinage du cerveau.

Généralement, quand les os des membres sont fracturés, les muscles qui s'y attachent en entraînent les fragments dans leur sens, de sorte que le membre subit une déformation qui permet de reconnaître la fracture à la vue. Quelquefois, cependant, cela devient difficile, par suite de diverses causes qu'il est inutile d'énumérer ici.

Le traitement des fractures consiste à remettre les fragments osseux dans leur position pri-

mitive, en tirant sur eux avec méthode à l'aide
de linges placés autour des membres, et à les
maintenir dans cette position jusqu'à ce que la
nature les y ait consolidés. La difficulté à vaincre
se trouve dans la résistance des muscles, qui tendent continuellement à les déplacer. Pour cela
on emploie des appareils très-ingénieux, qui ont
subi de grandes modifications dans ces derniers
temps.

Ces appareils se composent d'*attelles*, ou lames
résistantes destinées à assurer leur rigidité, et de
bandages destinés à maintenir ces attelles. Au-
trefois on se servait d'attelles en bois, fixées par
des moyens plus ou moins compliqués ; aujour-
d'hui on emploie des attelles en carton et un
bandage *amidonné*, tellement léger, solide et
sûr, qu'il permet souvent à celui dont la jambe
est fracturée de se promener avec des béquilles,
chose impossible avec les anciens appareils.
Avant d'appliquer les attelles et le bandage amidonné, on enveloppe méthodiquement le membre d'une couche de ouate : sans cette précaution indispensable, le bandage, en se resserrant
par la dessiccation, comprimerait les parties de
peau situées sur des saillies osseuses ; et de cette
compression résulteraient des escarres, accident
qui pourrait avoir des suites très-graves. Notons
ici, en passant, que des escarres tendent à se
former dans tous les cas où il y a compression
prolongée de la peau par une cause quelconque,

et qu'on ne saurait employer de trop grands soins à les prévenir. Nous dirons plus loin quelques mots de cet accident.

On a déjà pu juger, par ce qui précède, que le traitement des fractures est essentiellement du domaine de l'homme de l'art, à cause des connaissances spéciales et des précautions délicates qu'il exige. Cependant, on a compris aussi qu'il était utile d'en donner ici une idée, d'autant plus que, souvent, le chirurgien est obligé de prendre pour aides des personnes étrangères à l'art. D'ailleurs c'est un sujet des plus intéressants, et qui excite à juste titre la curiosité. Il est bien curieux aussi de se rendre compte de la manière dont l'os remis en place et tenu immobile, se consolide. Voici comment a lieu cette consolidation.

Dès les premiers jours, il s'opère à l'intérieur des chairs, autour des extrémités des fragments osseux, une sécrétion de fluides qui bientôt prennent de la consistance, et donnent lieu à la formation d'une masse d'abord cartilagineuse puis osseuse. Si c'est un os long, comme celui de la cuisse, par exemple, il se trouve comme entouré d'une virole formée par cette matière nouvelle, qui tient les fragments réunis en les embrassant à l'extérieur. La même chose a lieu à l'intérieur dans le canal de la moelle. Mais tout ceci n'est qu'une consolidation provisoire, à la faveur de laquelle les deux bouts posés l'un contre l'autre s'envoient ensuite des jetées osseuses qui opèrent la consolidation définitive. Cette substance de nouvelle formation s'appelle *cal*. On distingue donc le *cal provisoire* et le *cal définitif*. Chose remarquable, lorsque le cal définitif est formé, le cal provisoire s'absorbe lentement et finit par disparaître peu à peu, tant sont admirables les ressources de la nature ! Et observons que le cal définitif est tellement solide, que, si un nouvel accident arrive, l'os se fracturera plutôt dans un autre point que dans celui où il a déjà été fracturé.

Il faut environ un an pour que le cal provisoire ait entièrement disparu ; mais on peut se servir du membre assez peu de temps après l'accident. Ainsi, le bras peut servir au bout d'un à deux mois ; la jambe, au bout de deux à trois mois ; la cuisse, au bout de trois à quatre mois. Ceci, on le comprend, ne peut être qu'approximatif dans la pratique, et la consolidation d'un os peut être retardée par bien des causes différentes.

Lorsque, par suite du manque de soins ou pour toute autre circonstance défavorable, les os n'ont pu se trouver assez exactement en rapport pour que le cal définitif se soit formé régulièrement entre eux, le cal provisoire devient définitif dans les points où la nécessité l'exige : c'est encore une preuve des inépuisables ressources de la nature.

Les fractures de la voûte du crâne présentent, avons-nous dit, une gravité toute particulière à cause du voisinage du cerveau. Elles sont ordinairement produites par des coups sur le crâne, qui opèrent la fracture soit directement dans le point où ils ont agi, soit par contre-coup dans un autre point. Si la violence du coup a été assez forte pour atteindre le cerveau, on en conçoit sans peine la gravité ; mais lors même que le cerveau n'a pas été atteint directement, il peut avoir été *commotionné*, ce qui l'expose à s'enflammer plus tard. De plus, certains épanchements dangereux peuvent se faire dans la cavité crânienne. Il est donc bien important d'éviter à tout prix ces coups sur la tête, qui ne sont malheureusement que trop communs, et, lorsque de pareils coups ont été portés, de ne pas hésiter ni tarder à s'adresser à l'homme de l'art, car souvent des blessures qui, dans le premier moment, paraissent insignifiantes, se terminent par la mort du blessé.

Observons aussi que la commotion cérébrale peut avoir lieu par une chute de haut sur les talons ou sur le siége, le corps demeurant raide, parce que le mouvement se transmet alors rudement au cerveau renfermé dans le crâne. Celui qui est absolument obligé de sauter d'un lieu élevé, doit donc avoir soin de le faire avec souplesse, en laissant plier adroitement les jointures du pied et de la jambe, comme des ressorts qui adoucissent le choc.

Nous terminerons ici nos considérations sur les fractures : ce que nous avons dit suffit pour intéresser, et pour mettre sur la voie de l'assistance intelligente que l'on doit donner à l'homme de l'art, assistance si nécessaire, n'eût-elle d'autre but que de lui mettre promptement sous la main ce dont il a besoin.

Il est inutile de dire que, la fracture étant nécessairement accompagnée d'un certain degré de contusion des chairs, les compresses d'eau froide et les autres résolutifs trouvent ici leur application en attendant le chirurgien. Le précepte de couper au besoin les vêtements et les chaussures s'applique aussi dans cet accident. Nous en parlerons plus amplement lorsqu'il s'agira des précautions générales à prendre pour relever un blessé.

DE LA RUPTURE DU TENDON D'ACHILLE.

Nous dirons ici quelques mots de cette rupture, appelée aussi *coup de fouet,* et qui se place naturellement à côté des fractures.

Le tendon d'Achille est le plus fort de tous les tendons du corps : c'est celui qui se dessine si vigoureusement à la partie postérieure et inférieure de la jambe, et qui sert à soulever le talon. Ce tendon supporte donc de grands efforts, puisque, dans l'action de marcher, de courir, de sauter, c'est par lui que se transmet au talon la force qui enlève tout le poids du corps en prenant appui sur la pointe du pied. Il arrive quelquefois, surtout lorsqu'on saute un fossé et que le pied porte un peu à faux, que l'effort subit qui en résulte cause une déchirure au tendon d'Achille, laquelle produit un bruit que l'on a comparé à celui d'un *coup de fouet*. Il est d'autant plus utile d'éviter les causes de cet accident, qu'il est lent à guérir, et qu'il en reste souvent de la faiblesse dans cette partie importante. Quant au traitement, qui est entièrement du ressort du chirurgien, il consiste principalement à tenir le tendon dans le relâchement en maintenant le pied étendu sur la jambe à l'aide de divers appareils assez simples, afin que les parties déchirées aient l'aisance nécessaire pour se réunir. Les résolutifs trouvent ici le même emploi que dans les fractures.

Des luxations.

Dans les luxations, les extrémités osseuses qui s'emboîtent entre elles pour constituer les articulations, se disjoignent par suite d'une violence quelconque, et il en résulte une déformation de la partie, en même temps que l'impossibilité ou la difficulté très-grande des mouvements dont l'articulation est le siége. La luxation peut être le résultat de l'exagération du mouvement naturel de l'articulation ; mais, le plus souvent, il faut qu'une violence extérieure soit venue s'y joindre.

Il y a toujours, dans une luxation, tiraillement plus ou moins violent des ligaments qui unissent les os entre eux. Lorsque ce tiraillement a eu lieu sans que les surfaces articulaires aient été disjointes, on dit qu'il y a *entorse*. L'entorse exige de très-grands soins, comme nous le verrons plus loin.

Dans les luxations, comme dans les fractures, il faut vaincre la résistance des muscles pour remettre les choses en place. Seulement, dans les luxations, cette résistance est ordinairement plus difficile à surmonter; mais aussi, lorsque les surfaces articulaires sont remises en rapport, elles tendent à y rester par suite de la conformation des parties : il suffit du repos et de soins appropriés pour consolider la guérison.

Le tiraillement des ligaments, dans la luxation et dans l'entorse, exige le repos le plus absolu et l'application des liquides résolutifs, dont nous avons déjà parlé. Assez souvent il faut recourir à d'autres moyens encore, mais tout ceci est du domaine du chirurgien. Insistons seulement sur ce point : c'est que l'entorse négligée expose aux plus graves dangers. Trop souvent, pour avoir voulu faire agir un membre affecté d'entorse, on a attiré une inflammation de mauvaise nature dans l'articulation, la dégénérescence des ligaments et des os, la perte du membre et parfois le dépérissement général de la santé. Les entorses les plus fréquentes sont celles qui surviennent au poignet ou à l'articulation du pied avec la jambe.

Certaines luxations sont accompagnées de désordres très-graves dans les parties molles. Ce sont celles des articulations très-serrées, qui ne peuvent être produites que par les causes les plus violentes.

Une des luxations les plus communes est celle de l'épaule, et cela se conçoit si l'on considère l'étendue des mouvements que cette articulation permet. Celle du *radius*, l'un des os qui s'articulent pour former le coude, est aussi assez fréquente ; elle est assez facilement produite par la mauvaise habitude de lever les enfants par un bras pour les aider à franchir un ruisseau, à descendre une marche, etc. Celle de la mâchoire inférieure peut s'opérer par des efforts exagérés de bâillement, surtout chez les personnes qui ont l'articulation conformée de manière à favoriser ce déplacement : car il faut observer que, pour cette articulation et pour toutes les autres, il y a certaines dispositions particulières qui facilitent la luxation : on sait qu'il y a des personnes qui luxent et remettent à volonté l'articulation du pouce sur la main.

DES HERNIES.

Nous ne dirons que quelques mots des hernies. Ce sera pour donner une idée de l'attention qu'elles exigent, et de l'importance qu'il y a de prendre régulièrement, en ce qui les concerne, les avis de l'homme de l'art.

Les hernies les plus fréquentes sont celles dans lesquelles l'intestin, se frayant un passage à travers certains points faibles, vient se placer sous la peau dans la région de l'aîne, ce qui arrive ordinairement par suite d'un effort. Observons, pour les hernies comme pour les luxations, que certaines personnes y sont plus disposées que d'autres.

Assez souvent, ceux qui portent une hernie, ne s'en trouvant pas trop gênés dans le commencement, n'en parlent à personne ; ou, si le chirurgien leur conseille un bandage, ils négligent de le mettre, de le bien placer, d'en surveiller les effets, et divers mauvais résultats peuvent provenir de cette négligence.

La hernie peut s'augmenter outre mesure, et devenir telle qu'il soit enfin impossible de remettre en place les parties herniées.

Elle peut s'étrangler, par diverses causes que nous ne détaillerons pas ici ; et cet accident est tellement dangereux, que, si l'on ne parvient à faire rentrer promptement les choses dans l'ordre, il faut recourir sans retard à une des opérations les plus graves et les plus délicates de la chirurgie.

Le traitement de la hernie étranglée est tout

entier du domaine de l'homme de l'art, et il serait
inutile d'en parler ici. Cependant nous citerons,
comme moyens puissants qui aident la hernie à
rentrer, les bains prolongés et l'emplâtre de *belladone*, ou l'extrait de cette plante en frictions
douces sur la tumeur herniaire. La position favorable du corps est aussi un moyen des plus puissants; ainsi, dans la hernie de l'aîne, le malade
sera couché de manière à avoir le bassin beaucoup plus élevé que le reste du corps.

Une hernie peut s'étrangler au moment même
où elle se forme; elle peut d'ailleurs être tellement petite, qu'elle attire à peine l'attention de
celui qui en est affecté. Aussi est-il de précepte,
lorsque l'on voit arriver des symptômes qui peuvent être rapportés à un étranglement herniaire,
et parmi lesquels le vomissement tient une place
importante, de songer aussitôt à une hernie, et
de visiter les points où ordinairement les hernies
se produisent.

DES CORPS ÉTRANGERS.

Des corps étrangers peuvent s'introduire dans
l'oreille, sous les paupières, dans le nez, dans la
gorge, dans l'anus, et causer des accidents de
différents genres : dans l'oreille, l'inflammation,
la blessure du tympan, la surdité ; dans l'œil,
l'irritation des paupières et du globe oculaire ;
dans la gorge, la suffocation, etc. Il importe donc
de s'en débarrasser. Parfois on est assez habile

et assez heureux pour les retirer dans le premier moment. Souvent, tout le talent du chirurgien devient nécessaire. Disons quelques mots de ce qui est plus ou moins à la portée de tout le monde.

Lorsqu'un grain de poussière s'est introduit entre l'œil et la paupière, si c'est à la paupière inférieure, il est assez facile de l'apercevoir en tirant cette paupière en bas, et de l'enlever légèrement avec le bout du doigt, un petit pinceau, ou tout autre objet que l'on jugera le plus commode : si c'est à la paupière supérieure, qui ne se prête pas aussi bien et qui est beaucoup plus étendue, il suffira parfois d'attirer cette paupière au-dessus de l'inférieure, qui, glissant ainsi au-dessous d'elle, la balaie doucement et excite le larmoiement, lequel enlève peu à peu le corps étranger. Certaines personnes retournent assez adroitement la paupière supérieure, surtout si elle est assez large. Mais, si l'on n'y est pas habile, il vaut mieux s'adresser au chirurgien, pour ne pas s'exposer à irriter l'œil par des tentatives infructueuses et réitérées. Observons aussi que, dans certains cas, on croit avoir un grain de poussière sous les paupières, tandis que cette sensation est due à une irritation qui a augmenté le volume des petits vaisseaux de la conjonctive. On s'y trompe d'autant plus aisément, qu'elle se fait souvent sentir tout à coup, au moment où l'on marche contre le vent.

Quant à l'oreille, il est quelquefois facile, avec un peu d'attention et d'adresse, d'en retirer, à l'aide d'une petite pince, un corps étranger qui ne s'y est pas engagé trop avant. Si un insecte s'est introduit dans l'oreille, on peut essayer de le chasser en remplissant d'huile le canal. Observons qu'il faut toujours, relativement à cette partie, agir avec la plus grande prudence, à cause du voisinage du cerveau, et qu'on doit s'adresser le plus tôt possible au chirurgien, au lieu de tâtonner au hasard dans un organe si délicat.

On a quelquefois réussi à faire sortir des pièces de monnaie qui s'étaient introduites dans les voies aériennes, en plaçant le malade sur le ventre, la poitrine et la tête un peu moins élevées que le reste du corps, et donnant quelques légers coups sur le dos, le long du trajet de la trachée-artère. Quant aux corps étrangers arrêtés dans l'arrière-bouche, on a pu parfois en débarrasser le patient en les extrayant avec les doigts ou en provoquant le vomissement par l'attouchement de la luette.

On peut se débarrasser des corps étrangers introduits dans les fosses nasales, en favorisant l'éternuement. Quand on n'y parvient pas, le chirurgien les extrait par les instruments qui lui paraissent le plus commodes.

Si une sangsue s'est introduite dans l'estomac, on s'en débarrassera en buvant de l'eau salée, tiède s'il est possible, et en provoquant le vomis-

sement par la titillation de la luette. De même,
on pourra chasser une sangsue introduite dans
l'anus, en prenant un lavement d'eau salée.

DES EXCROISSANCES.

Nous dirons ici quelques mots des excroissances, quoiqu'elles ne soient pas des blessures,
parce qu'elles sont particulièrement du domaine
de la chirurgie. Diverses sortes d'excroissances
peuvent se développer dans les différentes parties du corps; mais tout ce que nous en dirons
ici, c'est que, lorsqu'on sent en quelque point
du corps quelque dureté, quelque saillie, quelque gonflement, en un mot, quelque chose qui
ne soit pas ordinaire, il y a toujours prudence à
en parler à l'homme de l'art, afin qu'il en recon-
naisse la nature, et qu'il prévienne autant que
possible les dangers ou les inconvénients qui
peuvent survenir.

Nous n'entrerons ici en quelque détail que
sur les excroissances les plus simples et les plus
communes, dont chacun a coutume de s'occuper plus ou moins, telles que les durillons, les
cors et les verrues.

Les durillons sont de simples développements
de l'épiderme, suite des frottements et des pressions qu'il éprouve dans la marche, dans les
travaux, dans le maniement répété de certains
instruments. Leur dureté peut causer de la dou-

leur. Il est facile de les exfolier après les avoir ramollis dans l'eau tiède.

Les cors siégent sur les orteils et dans leurs intervalles. Ils se distinguent des durillons en ce qu'ils ont une sorte de racine, qui s'enfonce quelquefois très-avant et peut même pénétrer jusqu'à l'os. Il ne faut donc pas les négliger, et l'on doit s'opposer le plus possible à leur progrès, qui tient ordinairement au vice des chaussures. On ramollit les cors en y appliquant un emplâtre de diachylon ou d'extrait de réglisse, en trempant les pieds dans l'eau tiède, et on les arrache soit avec les ongles, soit en s'aidant d'un canif, ce qui exige toujours une grande prudence. Il suffit parfois, pour empêcher leur progrès et s'en débarrasser entièrement, de mettre le pied plus à l'aise, dans des chaussures de drap ou de castor, en même temps que l'on a recours aux moyens qui les extirpent. Il est bon, pour peu que le cas ait quelque importance, de réclamer l'assistance du chirurgien, parce que les orteils sont des parties très-délicates et sujettes à de graves accidents.

Nous devons rapprocher de ce sujet une autre infirmité des pieds qu'on appelle *ongle incarné*. Elle consiste en un développement vicieux de l'ongle du gros orteil, résultant ordinairement d'un défaut de la chaussure, et par lequel il pénètre dans la chair, ou la chair vient croître au-dessus de lui, ce qui occasionne de vives douleurs par la blessure des parties molles. L'habitude de couper l'ongle du gros orteil en arrondissant ses coins, favorise cette déviation. On l'évitera par conséquent en coupant cet ongle carrément, de manière qu'il recouvre toujours bien la chair ; en plaçant, entre la chair et le coin de l'ongle prêt à s'y enfoncer, un morceau de carte ou une petite feuille de bois tendre, dont on secondera l'effet par un petit bandage; en trempant de temps en temps le pied dans l'eau tiède pour ramollir l'ongle et favoriser son redressement, et en évitant les défauts des chaussures. Quelquefois, il est nécessaire d'avoir recours à une opération.

CHAPITRE III.

Des maladies.

Les maladies, ainsi que nous l'avons dit au commencement de ce livre, sont des troubles intérieurs des fonctions de la vie, dans lesquels on remarque que le mouvement des forces vitales se trouve exagéré, affaibli, perverti de diverses manières. Les maladies offrent des variétés innombrables, que la vie entière de l'homme ne suffit pas à étudier ; mais il est utile que chacun ait une idée générale de leur classement, et quel-

ques notions particulières sur celles qui sont le
plus communes, afin de les éviter autant que
possible, de les reconnaître en temps, de ne pas
confondre les maladies graves avec les indispositions légères auxquelles elles ressemblent parfois à leur début, et enfin pour seconder efficacement les secours de l'art.

Tous les organes du corps peuvent devenir
malades, et toutes les fonctions qu'ils remplissent peuvent se trouver dérangées. Chaque organe est sujet à plusieurs genres de maladies. Il
est, de plus, certaines maladies qui n'attaquent
pas un organe en particulier, mais l'ensemble
des fonctions de l'organisme. Il serait trop long,
et d'ailleurs peu utile, d'entrer ici dans de grands
détails sur la nature des maladies et des remèdes. On comprendra mieux ce qu'il est nécessaire de savoir à ce sujet, lorsqu'on aura devant
l'esprit les maladies que l'on rencontre le plus
ordinairement, et sur chacune desquelles nous
nous appesantirons plus ou moins suivant leur
importance, suivant aussi que leur connaissance
est plus ou moins à la portée des personnes
étrangères à l'art.

Disons seulement que les maladies peuvent
être distinguées, d'après leur marche, en *aiguës*
ou *chroniques*, selon qu'elles parcourent rapidement ou lentement leurs périodes ; d'après leur
caractère, en *franches* ou *malignes*, selon qu'elles suivent un cours régulier ou qu'elles présen-

tent une tendance particulière vers une mauvaise terminaison.

Quant aux remèdes, ce qu'il importe surtout de savoir, c'est qu'ils ont pour but de modifier l'action des forces vitales, soit en les modérant, soit en les stimulant ou les raffermissant, soit en déterminant des évacuations utiles ou en opérant une dérivation sur certains organes au profit de certains autres, et que tous les remèdes s'appuient sur la force médicatrice de la nature, sans laquelle l'art ne peut rien.

Pour parcourir plus aisément et avec plus de clarté la série des maladies, nous les classerons d'après la division des fonctions de l'organisme, que nous avons fait connaître dans le premier livre. Nous parlerons des maladies qui affectent chaque ordre de fonctions, et nous terminerons en faisant connaître celles qui attaquent l'ensemble de l'organisme.

Nous avons vu qu'il y a deux grands ordres d'organes, les organes de la vie de nutrition et ceux de la vie de relation : les premiers, contribuant à élaborer les aliments et l'air vital, et à en faire circuler les principes nutritifs dans l'organisme ; les autres, servant aux mouvements du corps, à la sensation, à la perception. Nous aurons donc à examiner, en suivant l'ordre de leurs fonctions, les lésions qui leur sont propres ; puis il nous restera à parler des affections qui attaquent l'ensemble de l'organisme. Enfin, nous

dirons quelques mots des empoisonnements, maladies spéciales causées par certains agents nuisibles introduits dans l'organisme.

Observons d'ailleurs que, dans toutes les maladies, l'ensemble de l'organisme participe plus
ou moins au trouble qui prédomine dans tel ou
tel organe, et que les divisions que nous traçons
pour faciliter notre étude ne sont jamais entièrement rigoureuses.

PREMIÈRE DIVISION.

Maladies des organes de la vie de nutrition.

La vie de nutrition, ainsi que nous l'avons
vu, a pour premier travail la digestion, laquelle
s'opère dans le canal alimentaire, dont l'estomac
est la partie la plus importante, et dont la bouche forme l'entrée, où s'opère la mastication.
Nous commencerons donc par les maladies des
organes de la digestion ; puis nous parlerons
de celles des organes de la respiration et de la
circulation, et enfin nous dirons quelques mots
des maladies des voies urinaires.

§ 1er Maladies des organes de la digestion.

Ces organes peuvent être malades de bien des
manières différentes. Nous appellerons seule-

ment ici l'attention sur *l'inflammation* des diverses parties du tube digestif, sur les douleurs désignées sous le nom de *crampes d'estomac* et de *coliques*, sur l'*indigestion*, sur le trouble des fonctions *biliaires*, sur les *vers intestinaux*.

De l'inflammation de l'estomac et de l'intestin.

Cette inflammation s'annonce ordinairement par la perte de l'appétit, le dégoût des aliments, la soif, une douleur plus ou moins marquée, plus ou moins vive au creux de l'estomac ou au ventre, quelquefois des vomissements ou des envies de vomir, de la constipation ou de la diarrhée. Elle peut être légère ou acquérir un degré de violence plus ou moins élevé, commencer sourdement ou s'annoncer tout à coup dans toute son intensité. Ses causes sont de divers genres, et il n'est pas toujours facile de les apprécier. Parmi celles qui se rapportent à l'organe attaqué, nous citerons l'abus des stimulants, un mauvais régime, l'usage d'aliments lourds, indigestes, mal préparés. La privation des aliments contribue aussi à irriter le tube digestif. Observons que beaucoup d'états maladifs peuvent avoir du retentissement sur le canal alimentaire, et que son altération est parfois un obstacle à l'emploi des remèdes qu'on voudrait administrer dans les maladies d'autres organes, ce qui embarrasse singulièrement le médecin. C'est là une des grandes

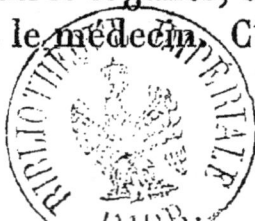

raisons pour lesquelles on ne doit pas être si
empressé à prendre sans prescription certains
remèdes, vantés à tort et à travers dans certaines maladies.

L'inflammation du canal digestif est une des
maladies où l'effet de la diète ou d'un régime
méthodique est le plus sensible, et où la constance dans cette méthode produit les plus beaux
résultats. Que de malades ont été guéris en quelque sorte avec *rien*, si l'on peut appeler *rien* ce
qui est dicté par l'observation profonde des faits;
tandis que d'autres se sont mis eux-mêmes au
tombeau en dépensant beaucoup d'argent et de
peine ! Ces affections, quand elles durent assez
longtemps, ce qui arrive surtout si le malade se
nourrit mal à propos, amènent une grande faiblesse à laquelle on est tenté de remédier par
une augmentation des aliments, et qu'il faut au
contraire combattre par leur privation, seul
moyen de faire revenir les forces en mettant l'estomac à même de digérer ce qu'on lui donnera.
C'est dans des cas semblables que le bon sens du
malade fait autant que le talent du médecin,
quoique celui-ci y soit plus nécessaire que dans
tous les autres, vu l'extrême délicatesse de la
conduite à tenir.

Nous avons insisté surtout ici sur le régime,
parce que c'est ce qui est le plus essentiel à connaître pour le malade et pour ceux qui l'entourent. Ajoutons quelques mots sur les remèdes

ordinairement employés suivant la variété des cas : ce sont les bains, les cataplasmes, les fomentations émollientes, les lavements émollients, les sangsues au creux de l'estomac, sur le ventre ou à l'anus.

Nous devons faire ici mention d'une autre inflammation du ventre, qu'on appelle *péritonite,* et qui occupe la membrane très-fine qui tapisse l'extérieur de l'intestin et l'intérieur des parois du ventre. Cette maladie, heureusement assez peu commune, est des plus graves. Elle réclame un traitement très-énergique, dont la saignée, de nombreuses sangsues et les bains prolongés forment la base. Nous n'en dirons pas davantage sur ce sujet difficile, car ce serait empiéter inutilement sur le domaine de l'art.

Il existe un état particulier de l'estomac, que l'on appelle *embarras gastrique,* et dont les signes les plus remarquables sont l'enduit blanc-jaunâtre de la langue, le goût pâteux de la bouche, le défaut d'appétit et la langueur des digestions. Lorsque cet état est bien constaté, on le combat avec succès par la méthode vomitive. Mais il faut laisser l'appréciation de pareils cas au médecin : d'abord, parce que le cas n'exige quelquefois qu'un simple régime, et qu'on n'emploie pas de moyens énergiques là où ils ne sont pas nécessaires; puis, parce que les symptômes de cet état peuvent être confondus avec ceux d'autres états où le vomitif serait très-nuisible. Que de per-

sonnes ont aggravé leur position ou même abrégé
leurs jours par des vomitifs pris hors de propos !
Que d'autres se sont imaginé avoir échappé à
mainte maladie terrible, là où elles n'ont eu à
combattre qu'une indisposition insignifiante qui
se fût dissipée d'elle-même, et contractent ainsi
la manie de s'administrer des vomitifs, qui leur
seront un jour funestes !

Il est bon de combattre ici un préjugé fondé
sur la fausse explication qu'on se donne de l'utilité des évacuants, soit vomitifs, soit purgatifs.
Ils évacuent, dit-on, ce qui est nuisible : or,
quand on est malade, il y a toujours quelque
chose de nuisible dans le corps, et il ne peut être
qu'avantageux de l'évacuer ; donc les vomitifs et
les purgatifs, qui nettoient le corps, doivent
guérir à peu près toutes les maladies. Voilà, certes, un raisonnement qui semble bien séduisant ;
mais on oublie que la nature a d'autres voies
pour chasser ce qui lui est nuisible, et que d'ailleurs elle n'agit pas toujours comme il nous plaît
d'en donner la grossière explication, en compa-
rant l'admirable organisme du corps à une cheminée que l'on balaie. Bien souvent, le vomitif et
le purgatif agissent moins par ce qu'ils évacuent,
que par une certaine secousse qu'ils déterminent
dans les organes digestifs ; et, pour juger si cette
secousse sera salutaire, si elle peut être suppor-
tée sans inconvénient, il faut évidemment avoir
fait, comme le médecin, une étude spéciale du

corps de l'homme, de ses fonctions et de ses maladies.

DES CRAMPES D'ESTOMAC.

Il arrive assez souvent que l'on éprouve à l'estomac des douleurs vives ou des pesanteurs, qui sont le résultat d'un certain degré d'irritation, et qu'on ferait cesser en adoptant un régime convenable et s'abstenant, du moins pour un temps, de l'usage de certains stimulants tels que le café, ainsi que des travaux trop sédentaires et qui exigent une application trop soutenue. Parfois, prenant ces douleurs pour le résultat d'une faiblesse nerveuse de l'estomac, on abuse de certains remèdes tels que l'eau de fleurs d'oranger ou de mélisse, les pastilles de menthe, etc., qui finissent par amener un état chronique dont on a bien de la peine à se débarrasser. On ne saurait trop recommander d'éviter cet abus. Lorsque des douleurs d'estomac ne cèdent pas à une réforme dans le régime, dans les travaux, dans les habitudes, à des fomentations chaudes et adoucissantes sur la partie souffrante, il ne faut pas se lancer dans le dédale des remèdes, mais bien appeler l'homme de l'art, afin de ne pas laisser au mal le temps de s'enraciner, car rien n'est plus délicat que le choix des moyens dans les maladies de l'estomac.

Des coliques.

Les douleurs du ventre tiennent assez souvent
à une certaine irritation de l'intestin, qui peut
être due à diverses causes, et qui rend les digestions pénibles. Elles peuvent provenir de l'ingestion de certains aliments crus, indigestes, ven-
teux; de certains fruits, de certaines boissons
aigres ou de l'eau froide. Parfois elles sont purement nerveuses, et arrivent sans cause appréciable. Les fomentations bien chaudes sur le ventre, tandis que l'on est au lit et que les pieds
sont tenus chauds, font grand bien en pareil
cas. L'infusion de camomille est utile contre l'indigestion. Dans ce dernier cas, le mieux sera
souvent de provoquer le vomissement. Toutefois, pour peu que la chose soit sérieuse, il sera
bon d'appeler le médecin, qui, par un avis des
plus simples, pourra empêcher bien des tâton-
nements nuisibles, auxquels on n'est que trop
porté : on évitera ainsi d'introduire dans l'estomac de prétendus remèdes qui augmentent le
mal en surchargeant cet organe, et en entravant
la nature au lieu de l'aider.

Quelquefois les coliques sont le résultat de
certaines professions où l'on emploie le plomb
ou le cuivre. Elles constituent alors un véritable
empoisonnement, dont nous dirons quelques
mots plus loin.

Dans quelques cas, heureusement assez rares, les intestins sont comme noués, par suite d'une disposition intérieure particulière, et il en résulte ce qu'on appelle la colique de *miserere*, où le malade peut rendre les matières fécales par la bouche. On conçoit que ces cas exigent les prompts secours de l'art, qui ne réussissent pas toujours à sauver le malade.

Lorsqu'un malade éprouve des coliques et des vomissements opiniâtres, surtout si les vomissements ont le goût de matières fécales, il faut aussitôt penser à une hernie étranglée; car quelquefois cet accident existe sans qu'on le sache, soit qu'on ait oublié de songer à la hernie, soit que cette hernie, petite ou récemment produite, demeure encore ignorée de celui qui la porte. Ces cas exigent aussi les plus prompts secours.

Quelquefois, de grandes douleurs de ventre sont dues à la présence, dans les canaux biliaires, de concrétions appelées *calculs biliaires*. Lorsque le cours de la bile s'en trouve interrompu, il peut y avoir *ictère*, c'est-à-dire coloration jaune de la peau ou *jaunisse*.

La jaunisse, on le voit, n'est pas une maladie particulière, mais un symptôme qui se produit dans diverses maladies où le cours de la bile est troublé, et dont le traitement et le degré de gravité varient en conséquence. Parfois, la jaunisse se produit à la suite d'une émotion vive qui trouble instantanément le cours de la bile.

DE LA CONSTIPATION ET DE LA DIARRHÉE.

Ainsi que nous l'avons dit en parlant des fonctions digestives, il est essentiel que le ventre soit libre, c'est-à-dire que les matières fécales soient rendues régulièrement. Ordinairement il y a une selle par jour; néanmoins, les selles peuvent quelquefois être plus rares, sans que cet état mérite le nom de constipation. Il y a constipation lorsque les matières fécales sont rendues difficilement, et que leur retard donne lieu à de l'incommodité. Le plus souvent la constipation est due à un état trop sédentaire, à une trop grande application dans le travail ou à un régime trop peu rafraîchissant; et on la fait cesser par un régime opposé, par de la distraction et de la promenade, et en ne laissant pas, comme le font certaines personnes par trop d'ardeur au travail, passer le besoin sans essayer d'y satisfaire. Un lavement est quelquefois du plus grand secours pour faire cesser la constipation. Quant aux purgatifs, ils ont sans doute leur utilité, mais il faut se garder de les employer en aveugle. La nature ne demande pas en général de moyens exceptionnels dans l'état de santé, et les purgatifs fatiguent ou irritent plus ou moins l'intestin. Or, lorsque la constipation existe, il y a, dans bien des cas, une tendance à l'irritation intestinale.

Dans certains cas, notamment chez les vieillards, les matières à évacuer sont devenues si dures et si volumineuses, par l'effet d'une longue constipation, qu'on est obligé de les extraire. Cette petite opération, par le soulagement qu'elle procure, a souvent fait cesser un état de malaise insupportable et dangereux.

La *diarrhée*, ainsi que nous l'avons dit, dépend assez souvent d'une irritation intestinale, contre laquelle la diète, ou du moins un régime très-léger, est ordinairement le meilleur remède. L'eau de riz, l'eau de gomme, la gelée de salep, les soupes au pain blanc grillé, bien cuites, guérissent souvent les diarrhées, non pas que ces substances *resserrent;* à proprement parler, mais parce que, laissant peu de résidu et produisant un effet adoucissant sans être relâchantes, elles donnent à l'intestin le temps de revenir à son état normal. Il est des cas où des médicaments sont nécessaires, mais le médecin seul est en état de les bien juger. Parfois on ne peut venir à bout d'une diarrhée, malgré les meilleurs remèdes, qu'en gardant un certain temps le lit. On ne s'en étonnera pas, si l'on se souvient que le long séjour au lit amène la constipation dans les cas où, pour une autre cause, il est obligatoire, et que le malade ou le blessé ne va guère alors à la selle que par des lavements.

Lorsqu'une diarrhée se prolonge, sans que l'on soit néanmoins obligé de garder le lit, il sera très-bon d'entourer le ventre de flanelle et de porter des bas de laine.

Il y a *dyssenterie* lorsque les selles sont composées de glaires contenant du sang, et accompagnées d'une douleur particulière à l'anus, qu'on appelle *ténesme*. Nous ne faisons que mentionner ici cette maladie, qui est essentiellement du domaine de l'homme de l'art, et qui règne quelquefois épidémiquement. Observons seulement que la diète y joue un rôle important, comme dans toutes les affections du tube digestif.

DU CHOLÉRA-MORBUS.

Nous ne dirons aussi que quelques mots du choléra-morbus, où l'on a si grand besoin des secours de l'art, mais où cependant on peut faire beaucoup en les secondant de toute l'activité et de toute l'intelligence qu'on possède.

Il y a deux espèces de choléra-morbus : l'un est celui qui existe dans nos climats et qu'on appelle *choléra indigène;* l'autre est celui qui nous est venu de l'Inde, et qu'on appelle *choléra indien* ou *asiatique.* Quoique le choléra indigène puisse avoir une grande gravité, et qu'il exige toujours les prompts secours de l'art, il n'a pas cette malignité terrible du choléra indien, qui a donné lieu à de si funestes épidémies dans ces derniers temps.

Le choléra indien, comme le choléra indigène, se fait remarquer par des vomissements et des selles abondantes, par des crampes et une grande altération des traits. Mais, dans le choléra indien, il y a une tendance excessive au refroidissement, à l'affaiblissement du pouls, à l'extinction de la vie. Dans la période de froid, les traits sont plus altérés ; les yeux, enfoncés, sont entourés d'un cercle noir bleuâtre, et la physionomie est profondément vieillie. La peau tend à prendre une teinte violacée qui devient très-marquée dans les cas graves; elle se couvre d'une sueur froide, et semble avoir été macérée dans la lessive. Les selles du choléra-morbus indien sont blanches et analogues à de l'eau de riz, tandis que celles du choléra indigène sont jaunâtres.

Le choléra indien présente deux périodes : l'une, dite *algide,* dans laquelle le corps tend à se refroidir, et l'autre, dite *de réaction,* où il tend à se réchauffer. Toutes deux ont leurs dangers. Elles sont le plus souvent précédés d'une période de début, marquée par une simple diarrhée, dont le soin minutieux peut écarter les plus graves périls. C'est assez dire combien il importe de demander de bonne heure et de suivre avec exactitude les conseils de l'art en temps de choléra.

Quant aux soins que le choléra indien réclame, ils reposent sur les indications suivantes : combattre la diarrhée au début ; ranimer la cha-

leur vitale pendant la période de froid ; combattre les accidents variés de la période de réaction.
Ce traitement est entouré de difficultés que l'on
comprendra sans peine, et qui exigent autant de
prudence que d'activité. La diarrhée est combattue ordinairement par le laudanum, aux doses
que le médecin juge les plus convenables ; le
froid, par les stimulants, parmi lesquels nous
citerons la menthe poivrée, tandis qu'on enve-
loppera les malades nus dans des couvertures de
laine, sous lesquelles on les frictionnera avec des
liniments stimulants, tels que l'essence de térébenthine, l'eau-de-vie camphrée avec addition
d'ammoniaque, etc. Il est évident que la douce
chaleur du lit sera très-utile dès la période de
diarrhée, et qu'elle contribuera à en écarter les
suites. Elle convient même dans les diarrhées
que l'on croit les plus simples, lorsqu'il règne
une épidémie de choléra. Contre les crampes,
l'eau-de-vie camphrée rend de grands services.
Nous n'entrerons pas dans de plus grands détails : qu'il nous suffise d'avoir ici appelé l'attention sur les points les plus saillants, afin qu'on
soit à même de seconder le médecin, chose si
indispensable pour la guérison de cette terrible
maladie.

Le traitement du choléra indigène n'offre rien
de particulier qui ne soit du domaine de l'homme de l'art. Disons seulement que l'opium en
forme la base.

Des hémorrhoïdes.

On appelle ainsi certaines tumeurs qui se trouvent à l'anus, soit en dehors soit en dedans, et qui, à certaines époques, se gorgent de sang et laissent quelquefois échapper une plus ou moins grande quantité de ce liquide. L'écoulement hémorrhoïdal est souvent utile, et il arrive même qu'on place des sangsues aux environs des hémorrhoïdes lorsqu'elles sont gonflées et ne donnent pas de sang : cet écoulement soulage alors la santé générale. Le régime délayant convient ordinairement dans ces cas. Quelquefois les hémorrhoïdes deviennent la source d'un véritable tourment, par les douleurs vives qu'elles occasionnent. On se trouve bien alors d'y faire diverses applications, telles que celles de cataplasmes de farine de lin ou de feuilles de mauve, ou des onctions de pommades calmantes ou astringentes, comme celles où entrent l'extrait de belladone ou l'extrait de ratanhia. Les compresses d'eau fraîche sont quelquefois très-utiles. On a vu réussir un cataplasme de cerfeuil, là où des moyens ordinairement très-efficaces avaient été employés inutilement. On conçoit que l'efficacité des moyens doit varier suivant les cas, et surtout, qu'il ne faut jamais perdre de vue l'hygiène et le régime. Les occupations sédentaires et le régime échauffant favorisant le développement et l'exaspération des hémorrhoïdes, un changement d'habitudes et de régime pourra influer d'une manière heureuse sur les incommodités qu'elles occasionnent.

Généralement les hémorrhoïdes sont regardées comme avantageuses chez ceux qui en sont affectés, en ce sens que le mouvement sanguin qui se fait de ce côté tend à dégager, par dérivation, des organes où il pourrait être plus nuisible. Ceci n'empêche pas qu'on ne doive faire tous ses efforts, par de bonnes habitudes et un bon régime, pour empêcher que ce mouvement du sang ne soit excessif, et que les hémorrhoïdes ne s'accroissent outre mesure, puisque ce n'est jamais sans inconvénient qu'une région telle que celle de l'anus devient malade. Il ne faut pas négliger d'appeler de temps en temps sur les hémorrhoïdes l'attention du médecin, afin qu'il juge de leur état et que les soins qu'on leur donne soient bien dirigés ; car, négligées, elles peuvent conduire à des affections graves de la région où elles siégent.

Des vers intestinaux.

Les vers intestinaux donnent lieu à divers dérangements de la santé qui peuvent imiter les symptômes de différentes affections, et que l'on dissipe par l'expulsion de ces vers.

Certains vers occupent le canal digestif pro-

prement dit; on les combat par différents vermifuges, dont les plus renommés sont le *semen-
contra*, la *tanaisie*, l'*absinthe*, la *spigélie*, la
mousse de Corse. D'autres, très-petits, se tiennent dans les environs de l'anus : on les combat
en débarrassant d'abord l'intestin par un lavement ordinaire, puis en donnant un lavement
d'eau salée, d'eau vinaigrée, ou avec une décoction de suie de bois, et, lorsqu'il est évacué, un
autre de quelques cuillerées d'huile ou d'un mucilage de graine de lin, pour empêcher la démangeaison qui résulterait du contact de nouveaux
vers descendant de l'intestin vers l'anus.

Il existe un ver très-remarquable appelé *ténia*,
à cause de sa forme en bandelette, ou *ver solitaire*, parce qu'il est ordinairement unique. Ce
ver atteint une longueur réellement prodigieuse,
et il se reproduit continuellement tant que sa
tête, portée sur un col allongé, n'est pas expul-
sée. Il peut exister longtemps sans être soup-
çonné, et donner lieu à des troubles de la santé
dont on ne découvre pas la cause. Les remèdes
les plus employés jusqu'ici contre le ténia sont
la racine de fougère mâle et l'écorce fraîche de
racine de grenadier, en infusion. Mais il en
existe un, découvert dans ces derniers temps, et
qui leur est bien supérieur ; c'est la poudre des
fleurs du *cousso*, plante de l'Ethiopie. La dose
à prendre est de 15 à 20 grammes, qu'on fait
infuser dans un quart de litre d'eau bouillante,

et qu'on avale avec son infusion. Le malade doit
se mettre à la diète dès la veille ; le soir, l'infusion est préparée, et elle est prise le matin au
réveil. Si l'expulsion du ver se fait attendre, on
prend une demi-once ou une once d'huile de
ricin.

Il faut avoir soin, lorsqu'une partie du ténia
est sortie, de ne pas la tirer, mais d'attendre patiemment que le reste vienne à sa suite ; sinon,
le ver se romprait, ce qui empêcherait peut-être
la sortie de la tête.

Observons, à propos des vers intestinaux,
qu'ils peuvent exister dans une maladie sans
être pour cela la cause principale du mal et
qu'il ne faut pas leur attribuer plus d'importance qu'ils n'en méritent. Trop souvent on s'es-
crime contre les vers, sans même être assuré
qu'il en existe ; on néglige de consulter l'homme
de l'art, qui dirigerait mieux les moyens et ver-
rait s'il n'existe pas autre chose ; et enfin on produit des irritations du tube digestif, dont nous
avons fait remarquer les inconvénients et les
dangers.

Des maladies de la bouche et de la gorge.

Pour se faire une bonne idée des maladies qui
affectent ces régions, et dont plusieurs ont une
grande importance, il est bon d'en avoir une
courte description, qui fixera l'attention sur les
différents points où siégent ces maladies.

La bouche, qui donne entrée aux aliments dans les voies digestives, et qui contribue avec le nez à livrer le passage à l'air dans les voies aériennes, est une cavité, formée d'os et de muscles, qui s'ouvre et se referme par le jeu des mâchoires, et où s'accomplit, ainsi que nous le savons, l'acte de la mastication. La bouche est fermée en avant par les *lèvres*, et sur les côtés par les *joues*. Derrière ces parties molles se trouvent les *dents*. Les dents sont au nombre de seize à chaque mâchoire, dont quatre *incisives* en avant, deux *canines* à côté de celles-ci, et cinq *molaires* vers le fond : en tout, trente-deux. Les incisives sont ainsi appelées parce qu'elles servent surtout à couper, à *inciser* les aliments ; les canines, qui tirent leur nom de ce qu'elles sont très-fortes et très-aiguës chez le chien, *canis*, servent à les déchirer ; enfin les molaires servent à les broyer, à la manière d'une meule, *mola*. Au fond de la bouche se trouve le *voile du palais*, cloison incomplète présentant au milieu un appendice nommé *luette*, et formant des deux côtés, par l'écartement de ce qu'on appelle ses *piliers*, une sorte de loge où se trouvent deux petites glandes nommées *amygdales*, parce qu'on les a comparées, pour la forme, à une amande, *amygdala*.

La *langue* occupe, comme on le sait, la partie inférieure de la bouche ; et sa partie la plus profonde, qu'on nomme sa *base*, s'attache dans le gosier.

Derrière le voile du palais est *l'arrière-bouche
ou pharynx*, où passent les aliments pour descendre dans l'estomac. En avant du pharynx, et au-
dessous de la base de la langue, se trouve le *larynx*, organe de la voix et entrée spéciale des
voies aériennes, qui correspond à ce qu'on appelle le *nœud de la gorge*. Une sorte d'opercule
ou couvercle nommé *épiglotte*, empêche que les
aliments ou les boissons ne s'introduisent dans
le larynx en passant par le pharynx. Cette intro-
duction a cependant lieu quelquefois, ainsi que
nous l'avons vu ; cela arrive surtout lorsqu'on
parle ou que l'on rit pendant qu'on avale, ce qui
soulève l'épiglotte pendant le passage des aliments, et fait *avaler de travers*.

Cette courte description d'organes en partie
appréciables à la vue, suffira pour que l'on se
rende compte des inconvénients et des dangers
propres à leurs maladies, et de l'emploi des remèdes qu'on y applique.

Les plus importantes de ces maladies sont celles que l'on appelle du nom général d'*angines*,
et qui peuvent occuper le larynx, le pharynx, le
voile du palais ou les amygdales. Leur nom vient
de la gêne, quelquefois extrême, qu'elles apportent à la respiration, ainsi qu'à l'entrée des boissons et des aliments. L'angine qui occupe les
amygdales et le pharynx, gêne la respiration par
le gonflement, quelquefois énorme, qu'elle produit ; celle qui occupe le larynx la gêne encore

davantage, parce que cette partie présente déjà
une ouverture peu large, qui ne peut être rétré-
cie impunément. Nous ne donnerons pas ici la
description particulière de ces maladies, dans
lesquelles le médecin est si nécessaire ; nous
dirons seulement que, lorsqu'elles sont légères et
d'une nature franche, elles cèdent assez facilement à l'action de boissons tièdes et adoucissantes, de vapeurs du même genre aspirées vers
la gorge, à la diète ou à un régime doux. L'air
doit être tempéré autour du malade ; et, si l'angine occupe le larynx, il importe qu'il garde le
silence, puisque c'est dans cet organe que se forment les sons de la voix. Dans certaines angines
des amygdales ou du pharynx, lorsque l'inflammation est peu vive ou qu'elle est en partie passée, on se trouve bien de gargarismes astringents, parmi lesquels nous citerons ceux où entre l'alun.

Nous mentionnerons ici le *croup*, maladie caractérisée par le développement de pellicules ou
fausses-membranes dans le larynx, et qui est de
la plus haute gravité. Observons que les enfants
sont sujets à diverses maladies de ces organes,
qui, sans avoir l'extrême gravité et la malignité
du véritable croup, n'en présentent pas moins le
danger de suffocation qui peut les faire mourir,
et qu'il faut toujours, lorsqu'ils sont menacés
de ce côté, se hâter d'avertir le médecin et
suivre scrupuleusement ce qu'il prescrit. Les

alternatives de chaleur et de refroidissement ont
une grande influence sur le développement et
sur la marche de ces affections. Trop souvent on
néglige ou l'on comprend mal les précautions à
prendre pour les éviter. Les uns n'y font aucune
attention ; les autres entourent l'enfant de trop
de chaleur, qui les rend impressionnables au
moindre froid. Certaines habitations sont pernicieuses, soit qu'elles présentent trop peu d'air
ou de lumière, ou trop d'humidité ou des courants perpétuels d'air froid dans les meilleures
saisons. Voilà autant de points sur lesquels l'attention doit se porter, pour y remédier autant
que possible.

Il arrive, dans les maladies du larynx, des
moments de calme où le malade semble presque
guéri, et qui sont suivis de nouvelles crises de
suffocation. Aussi est-il nécessaire, dans toute
affection de cette partie, de surveiller nuit et
jour l'enfant malade.

La peau qui tapisse l'intérieur de la bouche,
et qu'on appelle sa *membrane muqueuse,* se
continuant avec celle qui recouvre l'intérieur
des voies aériennes et digestives, est aussi le siége
de divers genres d'irritation, coïncidant souvent
avec une mauvaise disposition des voies digestives, et où l'utilité d'un régime doux est ordinairement évidente. Lorsque l'irritation est faible et paresseuse, on se trouve souvent bien de
l'emploi de gargarismes alumineux, vinaigrés, ou

autres du même genre. Dans certains cas, que le médecin apprécie, on peut avoir besoin d'un évacuant, tel qu'un vomitif ou un purgatif.

Lorsqu'on se sert de l'alun ou des acides dans la bouche, il faut avoir soin d'épargner les dents, que ces agents attaquent. On pourra les rincer avec de l'eau simple après l'emploi du gargarisme.

Maux de dents. Nous terminerons cet article en disant quelques mots des douleurs dentaires, qui causent tant de tourment, et sur lesquelles il importe d'avoir des idées justes, pour éviter les remèdes inutiles ou nuisibles et attaquer le mal là où il se trouve réellement.

Les douleurs de dents proviennent de la souffrance du nerf dentaire, qui se ramifie dans la mâchoire et envoie un filet à chaque dent; c'est ainsi que le mal d'une seule dent peut parfois faire souffrir la mâchoire entière.

Le nerf dentaire peut souffrir, soit parce que la carie d'une ou de plusieurs dents laisse pénétrer jusqu'à lui l'influence de l'air; soit parce que les parties molles de la joue et de la bouche, dans lesquelles il passe, sont irritées ou enflammées; soit enfin parce qu'elles ont été frappées d'un refroidissement qui arrête la transpiration, et produit une douleur du genre de celle du rhumatisme. On comprend par là que les maux de dents exigent des remèdes différents suivant leur cause, et pourquoi tel remède, qui paraît merveilleux dans un cas, ne produit rien ou même augmente le mal dans un autre.

Si le mal provient de la carie des dents, on peut y remédier en plombant la dent pour empêcher l'accès de l'air, ou en cautérisant le nerf pour le rendre insensible, par exemple à l'aide de la créosote adroitement introduite dans la cavité de la dent. Il ne convient d'arracher la dent que lorsqu'il n'y a pas d'autre ressource ; et l'art du dentiste, on le sait, a fait aujourd'hui beaucoup de progrès. Observons que la manie d'arracher les dents, en laissant vides les cavités osseuses de la mâchoire où elles se logent, oblige ces cavités à revenir peu à peu sur elles-mêmes, ce qui déforme les traits avant l'âge. On pose parfois des dents artificielles ; observons, pour ce qui les concerne, qu'il importe que les moyens employés pour les fixer ne puissent, à la longue, ébranler les autres dents. Il ne faut d'ailleurs s'adresser, pour tout ce qui concerne la denture, qu'à ceux dont l'instruction et la prudence sont bien reconnues.

Lorsque le mal de dents provient de l'irritation inflammatoire des parties environnantes, il faut employer les adoucissants, le régime, parfois la diète et la saignée. Lorsqu'il est dû à une cause rhumatismale, on y remédie souvent en ramenant la chaleur et la transpiration à la peau par la ouate, la laine, la soie, un bon appartement et une infusion chaude. Ceux qui sont sujets à ce

genre de mal de dents, se trouvent ordinairement fort bien, dans les saisons froides et humides, d'entourer, pendant la nuit, la mâchoire et
les oreilles d'un mouchoir de soie ou de coton.
Observons que l'inflammation ou le rhumatisme
éveillent souvent la douleur qui sommeille dans
les dents cariées ; on conçoit que, dans ces cas,
les moyens à employer contre la carie des dents
doivent être combinés à ceux qui combattent ces
causes générales.

Il est de la plus grande importance, pour conserver les dents, les préserver de la carie, et
empêcher que cette carie n'augmente, de se rincer régulièrement la bouche après les repas.
Non-seulement il reste entre les dents, à la suite
de chaque repas, des substances putrescibles qui
contribuent à les altérer ; mais encore la salive et
les boissons laissent à la longue sur elles un
dépôt qu'on appelle *tartre,* lequel a pour effet
de repousser la gencive et de *déchausser* la dent.
En se rinçant la bouche avec de l'eau plusieurs
fois par jour, on enlève les éléments du tartre
à mesure qu'ils se forment. A un certain âge, on
doit aider de temps en temps cette opération
par de légères frictions faites méthodiquement
avec une brosse douce, agissant surtout dans le
sens de la hauteur des dents, afin de porter sur
tous leurs points. On joindra aussi parfois à l'eau
une poudre *dentifrice,* dans la composition de
laquelle il faut éviter ce qui use ou attaque les

dents. Le savon blanc, frotté sur la brosse, forme un assez bon dentifrice, dont certaines personnes se trouvent bien. On ne saurait trop recommander la prudence dans l'emploi des dentifrices. Un grand nombre d'entre eux, en rendant d'abord les dents très-blanches, détruisent peu à peu l'émail qui est comme leur vernis. Or, cet émail usé ne se reproduit plus; et alors la substance dentaire devient facilement attaquable à la carie, en même temps qu'elle perd sa blancheur et son éclat. Certaines substances peuvent attaquer les dents en les usant par leur dureté; telle est la poudre de charbon de bois, excellente d'ailleurs au point de vue chimique. D'autres les attaquent par leur composition; telle est la crême de tartre, à cause de son acidité. Si donc on juge à propos de se servir de ces substances, l'emploi en doit être extrémement modéré et adouci.

Il faut éviter, autant que possible, de se servir de *cure-dents*, et, lorsqu'on est forcé d'y recourir, n'employer que ceux qui sont faits de plume tendre. On réussit ordinairement beaucoup mieux à expulser tout ce qui se trouve entre les dents, par le simple mouvement, assez longtemps continué, du liquide qu'on tient dans la bouche.

Lorsque le tartre est amassé à la base des dents, ce qui arrive surtout à leur partie postérieure, il faut les faire nettoyer par un bon chirurgien-dentiste, qui fait sauter ce tartre en éclats à l'aide d'instruments, et permet ainsi à la gencive refoulée de venir de nouveau recouvrir et affermir la dent.

DES MALADIES DES FOSSES NASALES.

Nous placerons ici quelques notions sur les maladies des fosses nasales, qui contribuent avec la bouche à donner accès à l'air dans les voies aériennes. Ce sera la transition naturelle entre les maladies des voies digestives et celles des voies respiratoires.

L'intérieur du nez est tapissé par une membrane appelée *pituitaire,* qui est sujette à s'enflammer, à se gonfler, à s'épaissir, ce qui donne lieu à la gêne de la respiration, et, par conséquent, mérite qu'on s'en préoccupe.

L'inflammation de la pituitaire s'appelle *coryza.* On l'appelle aussi *rhume de cerveau,* mais très-improprement, puisque le cerveau n'est nullement malade dans ce rhume, qui serait mieux appelé *rhume nasal.* Chacun sait que le coryza se manifeste d'abord par la sécheresse du nez, puis par la sécrétion abondante d'une eau salée et brûlante, que remplacent bientôt des mucosités épaisses. On sait aussi qu'il se produit particulièrement lorsqu'il y a des brouillards, lorsqu'on a les pieds mouillés ou qu'on se tient dans un lieu humide, dans un courant d'air la tête découverte, surtout si la peau est fine et

les cheveux rares. Pour remédier au coryza, il
faut se mettre dans des conditions opposées, se
bien vêtir, et parfois même garder la chambre
et se procurer une légère transpiration. On soulage la gêne de la respiration en aspirant de
temps en temps, par les narines, de l'eau où l'on
a fait bouillir des feuilles de mauve. On se trouve
souvent très-bien de graisser avec du suif, avant
de se coucher, l'extérieur du nez, sa racine, la
région du sourcil et le milieu du front, où la
pesanteur se fait sentir; ce moyen accélère la
terminaison du rhume.

Chez certaines personnes, le coryza tend à se
renouveler continuellement. Il faut combattre
cette tendance par de bonnes conditions d'habitation et d'habillement. On pourra, dans ces
cas, aspirer avec utilité certains liquides dont le
médecin donnera la formule.

Non-seulement il est utile de remédier au
coryza pour éviter l'état pénible qu'il occasionne, mais encore parce que son retour fréquent
peut amener une disposition au développement
des *polypes,* toujours incommodes et dont certains ont du danger.

Du saignement de nez. Nous dirons ici quelques mots du saignement de nez, qu'on appelle
aussi *épistaxis.*

Ordinairement cet écoulement de sang soulage celui qui en est affecté, parce qu'il survient
le plus communément dans des cas où il y a

plus ou moins de congestion vers la tête, congestion à laquelle met fin le saignement de nez, cessant de lui-même lorsqu'il n'est plus nécessaire. Il est donc inutile, dans la plupart des cas, d'employer des moyens pour l'arrêter.

Mais il arrive quelquefois que le saignement de nez se prolonge outre mesure, surtout chez des sujets dont la constitution est faible et le sang appauvri. Alors on y remédie en aspirant, par les narines, de l'eau fraîche, de l'eau vinaigrée, de l'eau d'alun; en prisant de la poudre d'alun ou d'autres poudres astringentes que le médecin peut varier. Mais, dans ces cas rebelle s, il arrive quelquefois que le seul moyen d'arrêter le sang est de pratiquer le *tamponnement* des fosses nasales, opération par laquelle on ferme à la fois les fosses nasales du côté des narines et du côté du pharynx, à l'aide de tampons de charpie serrés par un même fil. Pour cela, le chirurgien introduit par la narine un fil double qu'il pousse jusqu'à l'arrière-bouche et dont il reprend le bout par l'ouverture buccale, pendant que l'autre bout est retenu à l'entrée du nez. Il fixe un tampon de charpie à celui des deux bouts qui sort par la bouche, et attire ce tampon à l'aide du fil jusqu'à ce qu'il soit dans le pharynx et ferme la fosse nasale en arrière; puis il place un autre tampon à la narine, en liant sur lui les bouts du fil double qui sortaient par cette ouverture.

DES MALADIES DES ORGANES RESPIRATOIRES ET CIRCULATOIRES.

De même que nous avons vu dominer le soin du régime dans les maladies des organes digestifs, qui reçoivent directement les substances alimentaires, nous verrons dominer ici le soin de la température et des autres qualités de l'air, non-seulement parce que les organes respiratoires en sont immédiatement affectés, mais encore parce que la température de l'air agit sur la transpiration, soit en la favorisant, soit en l'arrêtant ou la contrariant, et que la transpiration a des rapports étroits avec la respiration et la circulation. Notons encore que le repos de la voix, et celui de la vie de relation en général, aura ici un rôle important à remplir, parce que le repos de la respiration et de la circulation y est attaché. Ces seules notions générales si simples, bien gravées dans l'esprit, équivalent, pour leurs effets bienfaisants, aux plus puissants remèdes : on ne peut se faire une idée du mal qui arrive tous les jours faute de les posséder et de les appliquer. Si le bon sens bien éclairé peut beaucoup dans les maladies des organes digestifs en soutenant la patience, il n'a pas moins de pouvoir ici en éveillant la prudence et la circonspection. Autant le danger est grave dans les maladies des organes respiratoires et circulatoires, semblables à de profonds précipices ouverts près de nous, autant est grande la puissance que nous avons d'éviter ces précipices, en nous laissant guider par quelques préceptes à la portée de tout le monde.

Trois maladies des organes respiratoires doivent principalement appeler notre attention, parce que ce sont les plus fréquents, et que quelques notions justes à leur sujet peuvent rendre journellement beaucoup de services et prévenir beaucoup de malheurs. Ce sont : 1° le *rhume* ou *bronchite;* 2° la *pneumonie* ou *fluxion de poitrine,* dont rapprocherons la *pleurésie;* 3° l'*étisie* ou *phtisie pulmonaire.* Toutes trois, différentes par leur nature ou le tissu auquel elles s'attaquent, ont pour phénomènes communs la *toux,* la *difficulté de respirer,* et une *expectoration* différente de celle qui a lieu dans l'état normal, ce qui expose à les confondre dans certaines périodes de leur marche. Nous allons dire quelques mots de chacune d'elles.

Du rhume ou bronchite.

Le rhume, ou bronchite, consiste dans l'inflammation plus ou moins vive de la membrane muqueuse qui tapisse intérieurement les bronches, ramifications du tube aérien qui distribuent l'air dans le poumon. Le gonflement que l'inflammation occasionne dans ces canaux si déliés, en rétrécit le calibre et détermine une oppression, une gêne de respirer quelquefois très-

grande. Le sang qui se porte plus vivement dans
leur tissu, occasionne la toux, qui s'excite par sa
propre violence si elle n'est pas calmée par quelque adoucissant. Dans le commencement, la toux
est sèche ; puis elle devient grasse et humide, et
d'abondantes mucosités sont expectorées. Lorsque le rhume est négligé ou qu'on se trouve dans
de mauvaises conditions, il passe à l'état chronique, c'est-à-dire que ses symptômes, diminués
de vivacité, se perpétuent, affaiblissent la santé
et peuvent amener des suites graves, difficiles à
combattre, qui eussent été prévenues dans le
principe par quelques bonnes précautions.

Quand le rhume est léger, il suffit souvent
d'un régime plus doux, d'un peu de tranquillité
et de silence, d'une infusion pectorale et d'un
sirop adoucissant, tel que le sirop d'althéa, de
capillaire, de gomme, pour réduire presque à
rien ses principaux symptômes. Quand il est plus
fort, la diète, le repos au lit et même la saignée,
peuvent devenir nécessaires. S'il est chronique,
il faut insister sur les précautions, et suivre bien
régulièrement une méthode que le médecin in-
diquera suivant l'âge, le tempérament, la saison.
Quelquefois de grands vésicatoires volants sur la
poitrine deviennent utiles. La flanelle, portée
sur le corps, peut rendre aussi d'excellents services, comme, du reste, dans beaucoup d'affections chroniques ; car la transpiration insensible
de la peau y joue toujours un rôle important.

Rien de plus imprudent, lorsqu'on se croit affecté d'un rhume, que d'employer des spiritueux chauds et sucrés, dans l'espoir d'enlever le mal d'un seul coup par une forte transpiration. Il est évident qu'un mal qu'on pourrait enlever de cette manière ne serait pas bien grave, et céderait tout aussi facilement à une infusion pectorale sucrée, prise bien chaude lorsqu'on se met au lit. Et si, au contraire, il était grave, l'irritation en serait incalculablement augmentée par la vivacité extrême que donnent tous les spiritueux à la circulation du sang. Dans bien des cas, on a pris pour un rhume une fluxion de poitrine commençante ; et alors de pareils remèdes, en donnant une impulsion violente au mal, l'ont mis souvent au-dessus des ressources de l'art et ont fait périr misérablement le malade.

C'est encore une erreur très-grave que de croire qu'un rhume n'a pas besoin d'être soigné, et qu'il dure autant si on le soigne que si on ne le soigne pas. De la manière dont certaines personnes soignent les rhumes, il est certain que cela peut être vrai ; mais il n'est pas moins vrai que des soins, tels que le simple bon sens les prescrit lui-même, ont ici, plus que partout ailleurs, d'excellents effets.

La bronchite peut revêtir, chez les enfants et chez les personnes âgées, un degré de gravité tout particulier, que nous devons signaler ici afin qu'on soit sur ses gardes.

De la pneumonie, ou fluxion de poitrine.

Cette maladie diffère du rhume en ce que, tandis que celui-ci attaque les bronches ou canaux aériens qui se distribuent dans le poumon, la pneumonie attaque la substance même dans laquelle ces canaux et les canaux sanguins sont ramifiés, et qu'on appelle le *parenchyme* pulmonaire. La pneumonie s'annonce en général par un frisson notable, et d'autant plus fort que la maladie est plus violente elle-même. Il y a ordinairement une douleur particulière appelée *point*, qui se fait sentir dans un endroit fixe, le plus souvent sous le sein. La toux est d'abord sèche, puis en général accompagnée de crachats, moins abondants que dans le rhume, mais plus gluants, plus adhérents, à tel point qu'ils tiennent au vase quand on le renverse. Dans beaucoup de cas, mais non dans tous, ils ont pour signe caractéristique de contenir une certaine quantité de sang mêlé intimement à leur substance, et qui leur donne un aspect rouillé ou une coloration semblable à celle du caramel.

Le médecin, en appliquant son oreille sur la poitrine pour écouter le bruit de la respiration, reconnaît des particularités très-précieuses dans les cas douteux, pour distinguer cette maladie de celles avec lesquelles on pourrait la confondre : c'est ce qu'on appelle *ausculter*. La découverte de l'auscultation, qui date de notre siècle, a puissamment éclairé la médecine ; on le comprendra aisément si l'on réfléchit à l'importance de la respiration, et aux ressemblances que présentent entre elles les maladies de la poitrine. Une autre découverte analogue avait été faite à la fin du siècle dernier : celle de la *percussion,* qui consiste à frapper légèrement sur les côtes avec le bout des doigts, pour s'assurer du son que rendent les différents points de la poitrine et juger du plus ou moins de liberté qu'y trouve le passage de l'air.

La pneumonie, quelque légère qu'elle puisse être, exige un traitement sévère. La diète absolue, le repos au lit, y sont de rigueur. La saignée y produit un effet réellement merveilleux, en dégorgeant le poumon, où passe, comme on le sait, toute la masse du sang. Souvent cette opération doit être répétée plusieurs fois. Nous n'entrerons point ici dans les détails du traitement de la pneumonie, qui appartient tout entier à l'homme de l'art. Il nous suffira d'en avoir fait connaître le caractère et comprendre l'importance. La pneumonie est une des maladies où l'art remporte les plus beaux succès. Tel cas qui, abandonné à lui-même, aurait nécessairement abouti à une issue funeste, perd souvent toute sa gravité entre les mains du plus humble praticien.

Nous devons rapprocher de l'inflammation du

poumon la *pleurésie,* inflammation d'une membrane très-fine nommée la *plèvre,* qui tapisse cet organe et l'intérieur de la poitrine. Dans la pleurésie, la douleur est ordinairement plus vive et la toux plus sèche. L'auscultation donne d'ailleurs au médecin des moyens faciles de distinguer ces deux maladies; mais assez souvent elles existent ensemble à un certain degré. Le traitement ressemble à celui de la pneumonie, mais la saignée y est en général moins employée. En revanche on y a plus souvent recours aux sangsues, et, vers la fin, au vésicatoire sur le siége du mal. Dans toutes deux, la diète doit être absolue. Lorsque les symptômes de la pleurésie ont cessé, il reste souvent dans la poitrine une certaine quantité de liquide épanché dans la plèvre, et que le médecin reconnaît très-bien par la percussion. Si, se sentant bien, le malade ne continue plus de se soigner, ce liquide ne se résorbe pas. De là des dangers dont il est facile de se rendre compte, et qui menacent la vie comme tout ce qui compromet la poitrine. Nulle -part la nature n'est plus active à guérir; nulle part aussi elle ne punit plus sévèrement ceux qui l'ont traitée avec imprudence.

Parfois on ressent dans la poitrine un point très-douloureux, sans qu'il y ait pneumonie ni pleurésie. Ce point siége alors dans les muscles, et il est analogue à la douleur du torticolis ou du lombago, qui affecte les muscles du cou et des

reins. On l'appelle point *pleurodynique*. On le
fait parfois cesser par le séjour au lit, secondé
de cataplasmes chauds sur le mal et d'une infusion légèrement sudorifique, telle que celle de
bourrache. Assez souvent les sangsues, et même
la saignée, deviennent nécessaires. Il est des cas
où ce point se distingue difficilement du point
pneumonique ou du point pleurétique; aussi se-
rait-il imprudent de s'en rapporter à soi-même
pour le traiter, d'autant plus que ce qui avait
semblé d'abord n'attaquer que les parties extérieures, se trouve parfois étendu aux organes
internes.

DE LA PHTHISIE PULMONAIRE.

La phthisie, ou étisie, tire son nom du dépérissement général qu'elle amène dans l'économie. Ce dépérissement fait quelquefois confondre avec elle des maladies dont la gravité est
moins grande, mais qui amènent une certaine
langueur dans la nutrition. Telles sont certaines
affections chroniques de l'intestin et surtout des
voies respiratoires. Cette confusion est d'autant
plus facile pour celui qui n'a pas fait une étude
spéciale des maladies, que la crainte et l'impatience des malades, égales à l'imprudence que
plusieurs d'entre eux ont mise à compromettre
leur santé, tendent à appesantir les effets du
mal et à paralyser les efforts médicateurs de la
nature et de l'art, soit par l'abattement du moral,

soit par toutes sortes de remèdes essayés mal à propos.

La phthisie véritable diffère profondément, par sa nature, des maladies dont nous venons de parler; et si, dans certains cas, elles acquièrent des caractères qui ressemblent à quelques-uns des siens, on en trouve bien d'autres pour les discerner, sans compter les lumières puissantes que donnent, pour les cas douteux, l'auscultation et la percussion de la poitrine.

La phthisie est causée par le dépôt, sous différentes formes, dans la substance du poumon, d'une matière particulière susceptible de s'y ramollir, et qui, y agissant comme corps étranger, tend à en amener la destruction au bout d'un temps variable. Cette matière se forme plus particulièrement dans les climats froids et humides, dans certaines circonstances particulières et chez certaines constitutions. Elle peut exister longtemps dans le poumon sans donner lieu aux accidents funestes qui font la gravité de la maladie. Toutes les causes qui facilitent sa formation, et celles qui, en irritant le poumon, tendent à précipiter son ramollissement, favorisent le développement de ces accidents. Les causes contraires tendent à le reculer. C'est ainsi que l'habitation dans un climat doux et chaud produit quelquefois de si beaux résultats, et qu'au contraire le séjour dans un climat froid, la négligence des rhumes et toutes les causes qui les amènent,

tendent à précipiter la phthisie vers une terminaison funeste. C'est ainsi encore que la confiance
et un régime fortifiant ont arrêté le mal chez
des personnes qui en portaient le germe ; tandis
que d'autres, frappées de l'idée fixe que le terme
de leurs jours était marqué, à la suite de la perte
de différents membres de leur famille, ont vu
leur constitution s'affaiblir, et la mauvaise disposition qui était en elle se développer rapidement.

Dans des cas heureux, le travail de destruction commencé s'arrête, et les points ulcérés du
poumon se cicatrisent, ce qui amène la guérison.

On voit que, bien qu'on répète souvent que la
phthisie est incurable, en ce sens qu'on n'a pas
trouvé de remède pour dompter cette maladie
comme on en dompte certaines autres, il s'en
faut que les soins de l'art demeurent inutiles
contre elle. Sans parler des cas où il sauve le
malade en découvrant d'une manière certaine
que la phthisie n'existe pas, et que le dépérissement est dû à une autre maladie, dont il précise
le traitement, nous voyons qu'il prévient de très-
loin toutes les causes qui peuvent amener la
phthisie, et qu'il combat le développement du
mal en s'opposant, par une méthode convenable,
à tout ce qui peut le favoriser. Cette méthode,
qui s'appuie sur un bon régime et sur de bonnes
habitudes, est entièrement du domaine du médecin. On conçoit que lui seul peut diriger un

ensemble de moyens qui doivent obvier au mal
de tant de côtés à la fois, et dont l'emploi offre
tant de nuances différentes suivant le tempérament des sujets, suivant la tournure que semble
prendre la maladie. Il serait donc superflu d'en
vouloir donner ici le détail. Disons seulement
que toutes les précautions applicables aux rhumes s'appliquent ici à plus forte raison, et que,
parmi les remèdes qui agissent sur la constitution pour la modifier, l'huile de foie de morue a
pris une place importante dans ces derniers
temps. L'expérience a démontré ses effets salu-
taires dans la phthisie, ainsi que dans d'autres
maladies dont nous parlerons plus loin. Quant au
régime, il doit être tantôt fortifiant, tantôt adoucissant, suivant la marche de la maladie et ses
complications.

Nous ne saurions trop le répéter, autant il faut
craindre les imprudences qui peuvent appeler le
développement de la phthisie et faire dégénérer
en elle des maladies moins graves, autant il importe de ne pas se laisser aller au découragement
lorsqu'on s'en croit attaqué. Non-seulement on
peut le croire à tort, et aggraver ainsi, par une
mauvaise disposition d'esprit, des maux aisément
curables avec un peu de patience, mais encore,
supposé que son existence fût réelle, on se pri-
verait, par un semblable découragement, des
bienfaits que la nature réalise soit en arrêtant,
soit en suspendant et laissant dormir le mal jus-

qu'à un âge avancé que bien des personnes plus
robustes n'atteignent pas : tant il est vrai que
l'homme se fait plus de tort par son imprudence
et son impatience, que ne lui en font les causes
de maladie qui sont en dehors de lui ! Que de
fois on a vu celui dont l'ame était calme, patiente,
résignée, passer une longue carrière entre les
menaces de mort ; soutenir une famille et de
vieux parents ; remplir, en un mot, de nombreux devoirs, en faisant un bien dont il eût été
incapable s'il se fût laissé abattre, et s'il eût
négligé les sages précautions qui soutiennent les
existences robustes comme les existences délicates ! Observons toutefois aussi, et cela est important pour épargner aux malades des repro-
ches immérités dont on ne les abreuve que trop
souvent, que la phthisie a ordinairement pour
effet d'altérer le caractère, de le rendre chagrin,
difficile, désagréable, et que si la patience convient au malade, elle ne convient pas moins à
tous ceux qui l'entourent.

DE QUELQUES AUTRES AFFECTIONS DES VOIES RESPIRATOIRES.

Nous dirons encore quelques mots de certaines autres affections des voies respiratoires, afin
que le lecteur ait une idée plus complète des
soins que réclame la poitrine.

Quelquefois la respiration devient difficile et
il y a de l'oppression, de la toux, par l'effet d'une

impulsion plus vive du sang qui entre dans le poumon, ou de sa lenteur trop grande à sortir de cet organe. C'est ce qu'on appelle *congestion*. Cet état peut provenir de la grande chaleur, du grand froid, d'émotions, de travaux opiniâtres, ou d'une disposition particulière. On y remédie par le calme d'esprit, les rafraîchissants, un régime doux, des bains de pieds, parfois la diète et la saignée. Si l'on néglige de le soigner, il peut s'aggraver et donner lieu à diverses affections plus ou moins graves.

Nous devons mentionner ici l'*hémoptysie* ou *crachement de sang*, qui réclame des soins analogues à ceux de la congestion. Cette affection est une de celles où le médecin est le plus nécessaire. Disons seulement ici que celui qui en est affecté doit être mis soigneusement à l'abri de la chaleur, et ne rien prendre de chaud; qu'il doit garder un silence absolu, et que le plus grand calme doit être entretenu autour de lui. Il est essentiel d'éviter spécialement tout ce qui peut exciter la toux, le rire, l'éternument.

Parfois, on est tourmenté d'une *toux opiniâtre* qui est due à une simple excitation nerveuse des organes respiratoires. On la combat par certains calmants spéciaux de la respiration, par tout ce qui prévient les dérangements de cette fonction, et par les moyens généraux qui calment le système nerveux. L'air doux, la promenade, la distraction, ont ordinairement de très-bons effets dans ces cas.

Il existe une maladie nommée *coqueluche*, que l'on observe ordinairement chez les enfants, et qui consiste en une toux convulsive revenant par accès nommés *quintes*, lesquels se terminent par un sifflement particulier très-remarquable, et se succèdent quelquefois très-promptement. Cette maladie, qui n'attaque qu'une fois l'individu dans toute sa vie, de même que les fièvres éruptives, est contagieuse comme ces fièvres ; elle a, comme elles, une marche nécessaire et une durée qui lui est propre. Dans certains cas, surtout lorsque la saison est mauvaise, l'habitation insalubre, le sujet faible, ou que les soins manquent, la coqueluche peut se compliquer de divers accidents plus ou moins graves ; en tout cas, elle affaiblit l'enfant et il ne faut jamais la négliger. Il faut donc, si légère qu'elle paraisse, réclamer toujours la direction de l'homme de l'art pour les soins qu'on lui donne.

Mentionnons ici l'*asthme,* qui consiste en accès de suffocation pénibles, lesquels peuvent venir de causes différentes et faire confondre diverses maladies entre elles par celui qui est étranger à l'art. Tantôt cette suffocation provient d'un état nerveux particulier, et c'est là le seul *asthme* proprement dit ; tantôt elle est causée par divers obstacles au cours de la circulation, ou même par un simple afflux trop vif du sang dans les organes respiratoires. Quelle que soit sa cause, cet état exige toujours les soins attentifs du médecin, et c'est surtout dans des lésions qui touchent de si près au centre de la vie, qu'il serait de la plus haute imprudence de se laisser aller à la manie de se traiter au hasard. Pour la même raison, nous ne dirons que peu de mots des lésions des voies circulatoires.

Terminons ce qui concerne les maladies des voies respiratoires, en donnant quelques détails sur l'*asphyxie*, qui relie ces affections à celles des organes de la circulation.

On appelle *asphyxie*, cet état de mort apparente qui résulte de l'interruption des actes respiratoires. Cette interruption peut provenir d'un obstacle développé à l'intérieur du corps, tel qu'un épanchement considérable comprimant les poumons, ou de la paralysie des puissances respiratoires par certaines maladies graves des centres nerveux. Son traitement, dans ces cas, est lié à celui des maladies qui la produisent. Nous avons à nous occuper ici de l'asphyxie qui provient de causes externes. On a distingué l'asphyxie par *immersion* ou des noyés ; celle qui a lieu par *strangulation*, c'est-à-dire par l'effet d'un lien comprimant la trachée-artère, et enfin, l'asphyxie produite par la respiration de gaz délétères ou au moins impropres à entretenir la vie.

L'*asphyxie des noyés* est peut-être l'accident où il importe le plus que chacun soit familiarisé avec les soins à donner, non-seulement à cause de sa fréquence, mais encore parce que la persévérance et la continuité des soins peuvent y produire les résultats les plus inespérés. On a vu des noyés rappelés à la vie après avoir passé un quart-d'heure, une demi-heure, parfois même plusieurs heures sous l'eau, ce qui s'explique par une syncope survenue au moment de l'accident chez celui qui en est victime. On en a vu aussi ne revenir à eux qu'après plusieurs heures d'insensibilité.

Les soins à donner aux noyés ont été formulés avec clarté dans un grand nombre d'instructions qu'on ne saurait assez répandre. En voici un résumé, que nous extrayons du formulaire de M. Bouchardat.

« On débarrasse rapidement le noyé de ses vêtements en les coupant. On le couche sur le dos, un peu tourné sur le côté droit. On débarrasse sa bouche des mucosités qui l'enduisent. On le penche légèrement pour faire écouler les liquides muqueux qui souvent sont contenus dans la trachée ; mais on se garde bien de mettre en usage cette barbare coutume populaire, de suspendre le noyé par les pieds. On réchauffe le plus promptement possible le noyé en promenant sur toutes les parties de son corps des briques ou des fers à repasser, convenablement chauffés. On le frictionne avec de la flanelle chaude qu'on enduit quelquefois d'un liniment ammoniacal.

« On place sous son nez un flacon rempli de

vinaigre radical ou d'ammoniaque étendue. On exerce de légères compressions alternativement sur la poitrine et sur le bas-ventre, pour rétablir un mouvement analogue à celui exécuté pendant la respiration par les muscles respiratoires. C'est vers le but de rappeler cette importante fonction que doivent tendre tous les efforts. Après quelques instants de pressions alternatives infructueuses, on devra recourir immédiatement au moyen vraiment héroïque, *l'insufflation de l'air dans les poumons*, qu'on pourra pratiquer de bouche à bouche. »

Cette insufflation, pour laquelle on a proposé un appareil particulier, doit être faite avec grande douceur et grande prudence, sinon elle entraînerait des dangers. Il faut la combiner avec la compression de la poitrine pour imiter le jeu des mouvements respiratoires, introduisant et expulsant l'air. Quand on opère de bouche à bouche, celui qui insuffle peut, s'il le veut, interposer une gaze ou une toile claire entre sa bouche et celle du noyé, pourvu qu'il la retire à chaque fois pendant le mouvement qui imite l'expiration, afin de laisser le passage bien libre.

On emploie aussi avec succès les fumigations de tabac dans l'anus, à l'aide d'un appareil qu'on peut remplacer, quand il manque, par deux grosses pipes dont l'une, préalablement bourrée de tabac et allumée, produit la fumée destinée à la fumigation, tandis que l'autre, vide et appliquée sur le fourneau de la première comme un chapeau, permet de souffler sur le feu et de chasser la fumée dans l'anus par l'extrémité du tuyau de la première pipe, que l'on y introduit avec les précautions convenables. Dans l'appareil à fumigations que l'on trouve dans les boîtes de secours, le chapeau se visse sur le fourneau qui contient le tabac, et les tuyaux qu'ils portent l'un et l'autre sont élastiques; on enflamme le tabac en posant à sa surface, avant de visser le chapeau, un morceau d'amadou allumé, qui communique aisément le feu aussitôt qu'on se met à souffler.

Au lieu des fumigations, on emploie, quoique avec peut-être moins de succès, un lavement avec une décoction de 1 à 4 grammes de tabac, à laquelle on peut ajouter 30 grammes de sel marin.

Il ne faut pas oublier, toutefois, que le tabac joint aux propriétés irritantes qui le rendent précieux dans le cas qui nous occupe, des propriétés narcotiques qui le rendraient dangereux si l'on en abusait, si l'on n'observait pas les doses convenables, et qui produiraient un effet contraire à celui qu'on en attend, qui est de réveiller la sensibilité du noyé.

Dans *l'asphyxie par strangulation,* qui se complique de congestion cérébrale à cause de la compression des veines du col, on commence, après avoir coupé le nœud, par faire une saignée de la veine jugulaire, après quoi l'on emploie tous les moyens propres à rétablir la respiration, comme dans l'asphyxie des noyés. Les sinapismes, appliqués aux membres inférieurs, pourront aussi être très-utiles.

Lorsque l'asphyxie est produite par le *gaz acide carbonique*, soit qu'on y ait été plongé en descendant sans précaution au fond d'un puits, dans une cuve en fermentation, ou que cette asphyxie soit due à la combustion du charbon dans un lieu fermé, le premier soin doit être de soustraire le malade au gaz nuisible en le transportant au grand air. On le couchera dans une pièce bien aérée, dont toutes les fenêtres seront ouvertes, et dont on écartera tous ceux dont la présence est inutile. On aspergera le visage d'eau froide vinaigrée, et l'on frictionnera le corps avec une flanelle sèche ou imbibée d'un liquide stimulant, tel que l'eau-de-vie ou l'eau-de-Cologne ; on approchera du nez, avec précaution, de l'ammoniaque étendue d'eau, du vinaigre radical ou une allumette dont le soufre brûle ; on chatouillera l'intérieur des narines avec les barbes d'une plume, afin de provoquer, s'il est possible, une secousse respiratoire analogue à l'éternument ; on donnera un lavement d'eau vinaigrée ou d'eau fortement salée ; on insufflera de l'air dans les bronches, comme nous l'avons vu pour les noyés. Dans ce cas aussi, la promptitude et la persévérance sont indispensables ; on a rappelé à la vie des asphyxiés après plusieurs heures.

Quelquefois une saignée devient nécessaire. Lorsque le malade est revenu à lui, quelques cuillerées de bon vin ou d'une potion cordiale lui seront administrées avec avantage.

Nous parlerons de l'asphyxie par le gaz des fosses d'aisance lorsqu'il sera question des *empoisonnements*, le gaz acide sulfhydrique, qui y donne lieu, étant un poison des mieux caractérisés.

DES MALADIES DES ORGANES CIRCULATOIRES.

L'importance de ces lésions se résume dans celle du cœur, organe central de la circulation, dont le jeu régulier est si nécessaire à la vie, et que la nature a pris soin de construire de manière à lui permettre de résister merveilleusement à tant de causes qui sembleraient devoir le rendre plus souvent malade.

Les fonctions du cœur peuvent être dérangées par un trouble nerveux de ses battements, par une irritation de ses différentes parties, ou par leur déformation plus ou moins marquée. Rien n'exige des soins plus délicats de la part de l'homme de l'art. Disons seulement ici que tout ce qui arrête la transpiration, tout ce qui précipite le cours du sang, comme les stimulants, les exercices violents, les passions ; tout ce qui lui fait obstacle, comme les émotions comprimées, les travaux trop assidus, sont autant de causes contraires à la guérison de ces dérangements, et qu'un grand calme lui est salutaire. Observons ici, en passant, qu'il est très-nuisible d'avoir l'esprit continuellement fixé sur les battements du cœur. C'est le plus sûr moyen de produire des dérangements s'il n'en existe pas, et de les augmenter s'il en existe. Se soigner avec la sérénité d'une ame élevée et d'une bonne conscience, dans les dangers que l'on croit courir de ce côté, tel est le rôle de l'homme sage.

A propos des affections du système circulatoire, nous dirons quelques mots de certaines maladies qui sont dues à une altération du sang.

La *chlorose*, ou *pâles couleurs*, consiste dans un appauvrissement du sang auquel on remédie admirablement par les ferrugineux, secondés par un régime fortifiant, le grand air et l'exercice.

Le *scorbut* est un autre appauvrissement du fluide nourricier, qui se rencontre surtout chez les marins privés de légumes frais. On y remédie par une alimentation fortifiante, par les acides végétaux et minéraux en limonade, par les sucs de certaines plantes dites *anti-scorbutiques* parmi lesquelles nous citerons le *cresson*, par les préparations ferrugineuses, etc.

La *pléthore* consiste dans une abondance trop grande du sang, qui produit une plénitude dangereuse des vaisseaux. Quelquefois le sang se trouve, en même temps, trop riche en éléments nutritifs ; c'est alors que la saignée et le régime délayant sont surtout utiles. Dans d'autres cas, le sang, quoique trop abondant, est plutôt pauvre que riche ; il y a alors divers soins à combiner. Dans les deux cas, la promenade et un exercice doux ont une grande utilité.

Il est à propos de placer ici quelques mots sur la *syncope*.

On appelle *syncope* ou *évanouissement*, la suspension plus ou moins complète de la circulation, de la respiration et des fonctions de la vie de relation. Tout ce qui affaiblit la constitution, comme les maladies longues, les grandes pertes de sang, etc., y prédispose. Certaines émotions la produisent assez fréquemment, surtout chez les personnes nerveuses. Chacun connaît les symptômes qui annoncent l'évanouissement : la face devient pâle, les extrémités se refroidissent, la respiration et les battements du cœur se suspendent ou s'affaiblissent profondément. Il est facile, en général, de distinguer cet état de l'apoplexie, où l'action du cœur et celle de la respiration sont conservées, et qui d'ailleurs a certains symptômes qui lui sont propres. On distinguera aussi la syncope de l'asphyxie, qui présente de la congestion veineuse, et qui, d'ailleurs, nous éclaire ordinairement par la présence de la cause asphyxiante.

Pour secourir une personne affectée de syncope, on desserre ou l'on coupe les vêtements trop serrés ; on fait coucher le malade horizontalement, la tête basse ; on lui jette de l'eau froide sur le visage ; on lui fait respirer du vinaigre, de l'eau de Cologne ; on lui fait boire de l'eau fraîche, à laquelle on peut ajouter quelques gouttes de vinaigre, d'éther, d'alcool ; on frotte de ces diverses substances stimulantes le visage et les tempes ; on donne au malade de brusques secousses. Lorsque la syncope se prolonge, on pratiquera, sur le creux de l'estomac et sur les extrémités, des frictions sèches ou avec une flanelle imprégnée de liquides stimulants ; on donnera des lavements stimulants avec l'eau salée ou l'eau vinaigrée.

<hr />

DEUXIÈME DIVISION.

Des maladies des organes de la vie de relation.

La vie de relation nous offre à considérer les maladies du centre nerveux cérébro-spinal et des nerfs qui en dépendent ; celles des os, des articulations qui les unissent et des muscles qui les meuvent ; enfin celles des organes des sens. Nous allons dire quelques mots de chacun de ces trois ordres de maladies.

§ 1er. Maladies du système nerveux cérébro-spinal.

Parmi ces maladies, nous remarquons principalement l'*apoplexie* et la *congestion cérébrale*, la *fièvre cérébrale*, les *convulsions* et les *névralgies*.

La *congestion cérébrale* a lieu lorsque le sang afflue en trop grande quantité dans le cerveau, ou que, pour une cause quelconque, il en sort difficilement. Les signes qui l'indiquent sont la rougeur de la face et des yeux, la pesanteur de tête, la perte de connaissance même, quand la congestion est forte. L'*apoplexie* consiste en un épanchement de sang dans la substance cérébrale, ce qui, en comprimant cette substance, amène la *paralysie* dans les muscles auxquels les nerfs qui aboutissent à la partie lésée donnent le mouvement. Dans la congestion et dans l'apoplexie, les principaux moyens de traitement sont la saignée, la diète, les boissons purgatives et les lavements du même genre, les cataplasmes sinapisés, promenés sur les membres inférieurs.

La paralysie qui résulte de l'apoplexie, cède ordinairement aux moyens qui contribuent à rendre le cerveau à l'état normal : ce n'est que beaucoup plus tard qu'on peut employer contre elle des moyens particuliers, tels que les frictions stimulantes de la peau, si elle tarde trop à se dissiper.

Les personnes qui sont guéries d'une atteinte d'apoplexie doivent observer un régime sobre, ne souper que légèrement, et faire chaque jour un peu de promenade, afin de ne pas s'exposer à de nouvelles atteintes.

La *fièvre cérébrale* consiste dans l'inflammation des membranes qui enveloppent le cerveau, et quelquefois dans celle du cerveau même. Ses symptômes principaux sont : une violente douleur de tête, le délire, les convulsions. La saignée et la diète jouent encore ici un grand rôle ; les sangsues en grand nombre derrière les oreilles, sont aussi d'une immense utilité. Le mercure, employé à l'extérieur sous forme de frictions, et à l'intérieur sous forme de calomel, a produit quelquefois des effets merveilleux dans les mains de l'homme de l'art. Ordinairement les mercuriaux sont combinés avec la saignée dans cette maladie, dont la violence et la haute gravité sont connues.

Dans toutes les maladies du cerveau, il faut que la tête du malade soit haute, préservée de la chaleur, et que l'on évite tout bruit, toute lumière, toute agitation, toute secousse, toute conversation. L'intelligence de ceux qui soignent le malade vient ici puissamment en aide au médecin, et ils ont une grande part dans la guérison.

Nous venons de parler des *convulsions*. Ce sont des contractions désordonnées et involontaires des muscles, qui peuvent affecter certaines parties du corps, telles qu'un membre, la face, etc. Quelquefois elles se manifestent par des mouvements saccadés, d'autres fois par la raideur et l'immobilité des parties convulsées. Les convulsions sont le symptôme de certaines maladies du centre nerveux. Dans la fièvre cérébrale, elles sont dues à l'irritation des membranes qui enveloppent le cerveau.

L'*épilepsie*, que l'on appelle aussi *mal caduc*, *haut mal*, est une maladie très-rebelle, dont la nature est peu connue. Elle est caractérisée par des contractions convulsives des muscles, la fixité du regard, l'écume à la bouche, la perte de la connaissance et du sentiment.

Il existe aussi certaines attaques nerveuses moins graves, appelées *épileptiformes*, qui cèdent assez bien à divers remèdes dits *antispasmodiques*, par lesquels on les combat.

Il est à observer que ces accès nerveux se propagent quelquefois par *imitation*, et qu'il faut, autant que possible, écarter des malades les personnes nerveuses, les jeunes personnes, les enfants. Le célèbre médecin Boerhaave fit cesser des accès épileptiformes qui se propageaient de plus en plus par imitation dans une classe d'enfants, en leur annonçant qu'il allait guérir à l'aide d'un fer chaud le premier chez qui l'accès se montrerait : l'impression morale retint en eux la disposition à céder à ces attaques, qui ne se renouvelèrent plus.

Les jeunes enfants sont sujets à certaines convulsions de nature nerveuse, qui surviennent surtout à l'époque de la dentition, et qui peuvent les faire périr rapidement. Lorsque les convulsions sont réellement nerveuses, on les combat avec succès par des remèdes antispasmodiques, parmi lesquels nous citerons le lavement d'assa fœtida. Mais il n'est pas rare qu'elles pro-

viennent d'une fièvre cérébrale d'une nature in-
sidieuse, qui exige un autre traitement.

L'éther respiré ou pris sur du sucre blanc, à
la dose de quelques gouttes, est souvent très-utile
dans le traitement des troubles nerveux qui surviennent chez les femmes. Toutefois, il ne faut
pas abuser de ce moyen, qui a ses dangers.

La *chorée* ou *danse de Saint-Guy,* est une
affection nerveuse singulière, où le malade fait
involontairement des mouvements grimaçants de
la tête ou des membres. Cette maladie cède souvent avec assez de facilité au traitement employé
contre elle, et dont il serait inutile de donner
ici le détail.

Les *névralgies* sont des douleurs très-vives
qui suivent le trajet des nerfs, et qu'on ne peut
rapporter à leur inflammation. Les principales
sont celles de la face et celle du *nerf sciatique,*
qui est situé à la partie postérieure de la cuisse,
d'où il descend vers la jambe et le pied. Cette
dernière s'appelle souvent *goutte sciatique.* Il
existe encore quelquefois des névralgies dans la
région des reins, du ventre, des côtes, qui peuvent en imposer jusqu'à un certain point pour
d'autres maladies. On emploie contre les névralgies divers liniments en frictions, divers calmants à l'intérieur; on les combat aussi parfois
avec efficacité en modifiant les occupations et le
régime. Les vésicatoires volants, appliqués successivement le long du trajet des nerfs souffrants,

ont souvent triomphé de névralgies qui avaient résisté à tous les autres remèdes.

Observons que les névralgies ont quelquefois un caractère rhumatismal, et que les considérations relatives au rhumatisme, notamment en ce qui concerne l'action du froid et de l'humidité, s'appliquent alors à ces maladies. Nous renvoyons, à ce sujet, le lecteur à ce que nous avons dit de certains maux de dents.

Quand les névralgies reviennent périodiquement comme les fièvres intermittentes, on réussit souvent à les combattre par la même méthode, c'est-à-dire par l'emploi de la *quinine,* médicament tiré du *quinquina.*

La *moelle épinière* est aussi le siége de maladies, dont l'importance est en rapport avec celle de cet organe. Les symptômes de ces maladies ont beaucoup d'analogie avec ceux des maladies du cerveau. Nous ne faisons que les mentionner ici, parce que des détails relatifs à ce sujet ne sont guère qu'à la portée des médecins, et que les instructions dont on a besoin pour soigner ces cas difficiles doivent être demandées au médecin traitant, à mesure que les difficultés se présentent.

§ 2. Maladies des os, des articulations et des muscles.

Les os sont composés d'une trame gélatineuse renfermant un sel calcaire, le *phosphate de chaux*, qui leur donne leur dureté. Ils sont revêtus extérieurement d'une membrane qu'on appelle *périoste;* et ceux qui sont creux sont tapissés intérieurement d'une membrane nommée *médullaire*, parce qu'elle sécrète la moelle dont l'os est rempli. Les os reçoivent des vaisseaux sanguins, qui les font participer à la vie générale en se ramifiant dans le périoste et dans la membrane médullaire.

Les os peuvent s'enflammer comme les autres organes; mais leur inflammation est plus lente. Leur suppuration s'appelle *carie*. Lorsqu'un os est carié, le pus qui en résulte tend à s'amasser en foyer, quelquefois dans un point assez éloigné; c'est ce qu'on appelle *abcès par congestion*. Ces abcès, bien différents de ceux que nous avons appelés *abcès chauds*, exigent des soins tout particuliers qui sont du domaine de l'art.

Il existe une maladie nommée *rachitis*, où les os se ramollissent parce que le phosphate calcaire n'y est plus en assez grande quantité. De là ces déformations des membres et du dos, que tout le monde connaît. C'est ordinairement dans le jeune âge que cette maladie se produit, et qu'elle peut être combattue avec le plus de succès. Les soins à donner reposent sur les bases suivantes : fortifier la constitution par une bonne nourriture et un bon air; éviter tout ce qui fait agir le poids du corps de manière à augmenter la courbure des os; faire porter de la laine au malade et lui administrer certains médicaments, parmi lesquels l'huile de foie de morue et l'infusion de feuilles de noyer tiennent une place importante.

Nous avons parlé de l'action salutaire de l'huile de foie de morue dans la phthisie ; nous devons la mentionner encore à propos d'une classe de maladies variées qu'on a désignées sous le nom de *scrofuleuses,* et qui ont pour caractère commun une sorte de paresse de la nutrition, se manifestant par la mollesse pâteuse des chairs, la tendance aux engorgements lymphatiques, aux abcès froids et aux maladies des os. Ces affections, sous leurs diverses nuances, sont assez répandues, et il est beaucoup d'enfants dont la constitution serait disposée à les contracter, si l'on ne prenait grand soin de la fortifier. L'huile de foie de morue, la bière, la tisane de houblon ou de feuilles de noyer, la viande rôtie, l'habitation à la campagne, l'exercice corporel, sont les moyens les plus généralement employés pour combattre cette mauvaise disposition.

Les *articulations* ou jointures, comme les autres parties du corps, peuvent s'enflammer par les violences extérieures ; c'est ce qui arrive assez souvent dans les entorses et dans les luxations : mais la plus importante de leurs maladies est le rhumatisme, inflammation d'une nature spéciale, remarquable non-seulement par les grandes douleurs qu'elle occasionne, mais

encore par sa tendance à se porter d'une articulation sur une autre, et à revenir après avoir
disparu. Le rhumatisme peut revêtir la forme
aiguë ou la forme chronique. Négligé, il peut
amener la raideur des articulations ou leur dégénérescence, surtout chez les personnes dont la
constitution n'est pas très-forte, et même être le
point de départ de la détérioration d'une constitution primitivement robuste. On doit donc éviter avec soin les causes de cette maladie, dont la
principale est le froid humide.

A côté du rhumatisme articulaire il faut placer
la *goutte*, qui pourtant en diffère à divers égards.
C'est une maladie qui se manifeste par accès,
s'annonçant tout à coup par une douleur excessive dans le gros orteil, douleur qui, après s'être
accrue et maintenue pendant un certain temps,
disparaît pour revenir en donnant lieu à un nouvel accès. Il serait trop long de tracer ici la description, cependant si intéressante, de cette maladie. Qu'il nous suffise de dire qu'on doit se
mettre en garde contre les remèdes par lesquels
on prétend couper court à la goutte. C'est une
maladie dont la marche peut être modérée, mais
non domptée, et dont l'accès semble une sorte
de travail de la nature qu'il est dangereux de
troubler. Le mieux est de s'en rapporter sagement à l'homme de l'art, qui choisira les meilleurs moyens suivant le caractère que revêt la
maladie ; car il y a diverses variétés de goutte,
exigeant des moyens variés.

Le rhumatisme occupe aussi les muscles, et c'est même là leur principale maladie ; on l'appelle alors *rhumatisme musculaire*. Comme celui des articulations, il est particulièrement l'effet du froid humide. Il se rencontre souvent chez ceux qui ont couché sur l'herbe, sur la terre nue, sur les pierres, dans les lieux bas et humides, ou qui ont gardé des vêtements humides sur le corps. Ce rhumatisme peut, comme le rhumatisme articulaire, être aigu ou chronique. Le rhumatisme musculaire chronique se rencontre surtout chez les vieux militaires, et dans les autres professions exposées aux intempéries. Le rhumatisme musculaire aigu se montre souvent au col, aux reins, aux côtes, sous les noms de *torticolis*, de *pleurodynie*, de *lombago*. On sait combien est vive la douleur que causent ces affections. Assez souvent on y remédie avec succès en excitant une légère transpiration par l'emploi de boissons chaudes, le séjour au lit, l'application de la laine, du coton, de la soie, de cataplasmes chauds, simples ou sinapisés, sur le point douloureux. Quelquefois il faut recourir aux sangsues et à la saignée.

Les *crampes* sont des contractions musculaires douloureuses, assez communes. On combat assez efficacement les crampes qu'on éprouve lorsqu'on est couché, en appuyant la plante du pied contre la traverse du lit. Les frictions avec l'eau-de-vie camphrée sont aussi suivies de bons

effets. On dit que le fer placé dans le voisinage
du membre empêche la crampe, par son action
magnétique. C'est ainsi que certaines personnes
placent sous leur matelas une paire de pincettes :
le remède paraît risible ; mais on le prendra au
sérieux si l'on considère les propriétés magnéti-
ques du fer, et les rapports de l'électricité et du
magnétisme avec l'action des nerfs.

§ 3. Maladies des organes des sens.

Nous avons parlé des maladies des organes de
l'odorat et du goût à propos de celles des fonctions respiratoires et digestives. Il nous reste à
parler des maladies de l'oreille, organe de l'ouïe;
de l'œil, organe de la vue ; et de la peau, organe
du toucher.

L'*oreille* est une partie très-délicate, dont les
lésions exigent du médecin beaucoup d'habileté. Assez souvent les parties qui composent
l'oreille s'enflamment par les mêmes causes qui
produisent les rhumes et les fluxions, c'est-à-
dire par les courants d'air et le froid humide,
surtout quand le corps est en sueur. Cette inflammation peut siéger dans les parties extérieures
ou dans les parties intérieures; dans ce dernier
cas surtout elle fait beaucoup souffrir, et l'on
n'en sera pas étonné si l'on considère combien
l'organe malade est voisin du cerveau. Aussi
faut-il se garder de négliger les maladies de

l'oreille, et ne saurions-nous mieux faire que de renvoyer, à ce sujet, à l'homme de l'art. Les moyens employés le plus communément dans l'inflammation de l'oreille sont la saignée, les sangsues, les cataplasmes, les vapeurs et les injections émollients, etc. ; mais il faut s'en servir avec un tact et un discernement tout particulier.

Les *maladies de l'œil* ont été beaucoup étudiées dans ces derniers temps. Cette étude a même donné lieu à une science particulière nommée l'*oculistique,* qui a été illustrée par des praticiens éminents.

Pour se faire une juste idée des maladies de l'œil, il est utile d'avoir une notion succincte de ses parties constituantes. La coque du globe oculaire est formée par une membrane solide qu'on appelle *sclérotique* ou *cornée opaque,* et qui forme le blanc des yeux. Cette coque présente en avant une ouverture ronde dans laquelle se trouve enchâssée, à la manière d'un verre de montre, la *cornée transparente,* qui laisse voir dans l'intérieur de l'œil une membrane colorée, nommée *iris.* L'iris est percé d'une ouverture nommée *pupille,* qui se dilate et se contracte suivant l'intensité de la lumière, et par laquelle les rayons lumineux pénètrent dans le fond de l'œil, en traversant une lentille transparente nommée *cristallin,* qui se trouve derrière la pupille. Le fond de l'œil est tapissé par une membrane d'une extrême finesse, la *rétine,* sur laquelle se peint l'image renversée des objets. La rétine n'est autre chose que l'épanouissement du nerf optique, dont nous avons déjà parlé, et qui transmet cette image au cerveau. La cavité intérieure de l'œil est remplie par une humeur d'une transparence admirable. Le globe de l'œil est protégé en avant par les paupières, tapissées intérieurement d'une membrane muqueuse nommée *conjonctive*, parce qu'elle se porte des paupières sur l'œil, auquel elle les *joint*, en quelque sorte. La conjonctive est humectée continuellement par les *larmes*, versées par une petite glande appelée *glande lacrymale ;* et les larmes s'écoulent de l'œil dans le nez, par deux petites ouvertures situées sur le bord des paupières, et qu'on appelle *points lacrymaux*.

Parmi les maladies de l'œil, les plus remarquables sont l'*amaurose*, la *cataracte*, et les inflammations de divers genres désignées sous le nom général d'*ophthalmies*.

La cataracte et l'amaurose, appelée aussi *goutte-sereine*, sont deux maladies qui, toutes deux, arrivées à un certain degré, nous privent de la vue, mais d'une manière différente. Dans la cataracte, c'est l'obscurcissement de la lentille transparente située dans l'œil et nommée *cristallin*, qui empêche la lumière de pénétrer au fond de l'œil ; dans l'amaurose ou goutte-sereine, toutes les parties de l'œil restent transparentes, mais la membrane nerveuse qui en tapisse le fond et qui reçoit l'image des objets, ne transmet plus cette image au cerveau, par suite de causes trop variées pour qu'il soit possible de les détailler ici. On comprend que la cécité arrive dans ces deux maladies par une marche différente, qui les rend assez faciles à distinguer entre elles avec un peu d'attention, d'autant plus que l'obscurcissement intérieur qui constitue la cataracte est ordinairement assez visible. On comprend aussi que leur traitement ne sera pas le même.

Dans la *cataracte*, le médecin agit par une opération qui déplace ou fait sortir de l'œil le cristallin opaque qui gêne la vision, sauf à le remplacer dans ses usages par des lunettes à verres convexes. L'opération de la cataracte a rendu la vue à beaucoup de personnes. Cependant il est des cas où elle ne réussirait pas et où il vaut mieux s'en abstenir ; et dans ceux où elle est susceptible de réussir, il faut beaucoup de circonspection et de prudence pour opérer au moment favorable, et pour assurer les suites de l'opération. Il est de précepte de n'opérer la cataracte que lorsque la vue est entièrement perdue aux deux yeux et lorsqu'elle est *mûre*, c'est-à-dire lorsque le travail de formation de la cataracte est entièrement terminé.

Dans l'*amaurose*, on combat autant que possible la congestion ou l'état nerveux qui en est parfois la cause. C'est ainsi que l'on emploie la

saignée, les sangsues, les purgatifs, les bains de
pieds sinapisés, les révulsifs de tout genre, notamment le séton à la nuque. Il est des cas au-
dessus des ressources de l'art, et où l'on doit
sagement s'abstenir après avoir tenté tout ce qui
était possible.

On sait que l'éclair peut quelquefois priver de
la vue en déterminant une amaurose par l'é-
blouissement qu'il produit. La lumière intense
et éclatante dont les yeux sont frappés dans certaines professions, peut produire à la longue le
même effet. On ne saurait trop recommander les
sages ménagements qui peuvent prévenir cet
effet, malheureusement trop commun. Il faut,
autant que possible, régler le travail à la lumière
artificielle de telle sorte, qu'une partie se fasse le
matin et l'autre le soir; le temps de l'emploi de
cette lumière est ainsi partagé en deux. Il faut
aussi ne pas hésiter à reposer les yeux lorsqu'on
sent des signes d'affaiblissement de la vue, premier symptôme du mal qui menace ces précieux
organes.

Quant aux ophthalmies, on peut les distinguer
en *aiguës* et *chroniques*, suivant que les phénomènes inflammatoires y présentent de l'intensité,
une marche rapide et quelquefois de la réaction
fébrile, ou qu'elles suivent une marche lente, et
n'occasionnent que peu de douleur et pas de fièvre. Dans le premier cas, les adoucissants et les
évacuations sanguines trouvent leur emploi; dans

le second, on emploie plutôt des applications plus ou moins irritantes.

Il est aussi utile de distinguer les ophthalmies suivant qu'elles consistent en une inflammation franche, ou qu'elles revêtent un caractère spécifique : catarrhal, rhumatismal, goutteux, etc., qui réclame diverses modifications dans le traitement.

Voici l'ensemble des moyens employés dans l'inflammation franche et aiguë de l'œil : soustraction de la lumière, diète, repos de la vue, boissons rafraîchissantes, fomentations froides ou émollientes, cataplasmes émollients, saignées, sangsues aux tempes, bains de pieds, purgatifs légers. L'emploi de ces moyens sera gradué d'après l'intensité de l'inflammation. On évitera de bander les yeux de manière à y retenir la chaleur, ce qui tend à augmenter l'inflammation. Dans les cas légers, il suffira, pour préserver l'œil contre la lumière, de faire porter une visière ou garde-vue de couleur verte ; mais si la maladie est intense, il faudra obscurcir plus ou moins la chambre, et ne revenir que peu à peu à la lumière du jour.

Dans les ophthalmies chroniques, les moyens les plus employés sont les collyres astringents et les pommades irritantes. La chaleur sèche, simple ou aromatique, appliquée à l'aide de compresses ou de sachets chauffés, constitue aussi dans ces derniers cas un précieux remède. Dans certains cas, les vésicatoires à la nuque, les cautères, les sétons, trouvent leur application. Le laudanum, à la fois stimulant et narcotique, est souvent très-utile dans les inflammations chroniques de l'œil, où la sensibilité nerveuse tend à s'exalter.

Après la guérison des ophthalmies, il importe au plus haut point de ménager les yeux, d'éviter les veilles et les écarts de régime.

On a étudié comme autant de maladies distinctes les ophthalmies franches des divers tissus de l'œil : conjonctive, cornée, sclérotique, iris, rétine. Ce sont là des détails dans lesquels nous ne pouvons entrer ici. Observons seulement que l'inflammation de la conjonctive, oculaire et palpébrale, est la plus fréquente ; signalons aussi, à cause du trouble qui en résulte pour la vue, les taches ou *taies* qui peuvent survenir à la cornée transparente, ainsi que les exsudations de fausses membranes qui peuvent rétrécir la pupille, par suite de l'inflammation de l'iris. Cette dernière inflammation réclame les soins les plus délicats.

Dans certains cas, l'œil tout entier est envahi par l'inflammation ; c'est alors une ophthalmie très-grave, qui réclame les plus énergiques secours de l'art.

Disons maintenant quelques mots des ophthalmies spécifiques.

L'*ophthalmie catarrhale*, qui provient du froid

humide, est remarquable par l'abondant écoulement de mucosité auquel elle donne lieu. Les topiques froids et humides n'y sont utiles que très-peu de temps, et l'on doit bientôt recourir aux compresses sèches, aux pommades et aux collyres légèrement astringents. L'œil sera essuyé avec un linge sec et chaud. Comme dans les autres maladies catarrhales, telles que le coryza ou rhume de cerveau, il sera bon de se tenir dans une température douce et de provoquer une légère transpiration.

L'*ophthalmie purulente*, dont une variété constitue l'ophthalmie des armées, qui a acquis une triste célébrité, est une affection grave et contagieuse qui réclame toutes les lumières de l'art, et pour laquelle les divers moyens sont combinés. Un des soins les plus importants est de favoriser l'écoulement du liquide purulent, en nettoyant souvent l'œil au moyen d'injections. Le changement d'air est souvent très-utile dans l'ophthalmie des armées.

L'*ophthalmie* dite *scrofuleuse* est remarquable par l'extrême appréhension que montrent pour la lumière ceux qui en sont atteints. Cette appréhension, que l'on a qualifiée de *photophobie,* fait fermer obstinément les yeux aux enfants, qui se cachent dans les lieux les plus obscurs. Il est cependant utile de la vaincre peu à peu, et l'on ne tarde pas à s'applaudir de l'avoir surmontée. Dans cette ophthalmie, les remèdes appliqués sur

l'œil ont moins d'importance que le traitement
intérieur employé pour combattre la cause générale du mal. L'huile de foie de morue, un régime
fortifiant, l'habitation dans un air pur, y produisent d'excellents effets. Les compresses chauffées y sont souvent utiles comme dans l'ophthalmie catarrhale. Quant aux applications locales,
elles doivent y être combinées avec délicatesse,
d'après les principes généraux de la médecine
ophthalmique.

L'*ophthalmie rhumatismale* occasionne de
vives douleurs dans l'œil, le front et toute la tête,
douleurs qui changent facilement de place. Les
liquides appliqués à l'œil nuisent en général dans
cette maladie. Quant à l'*ophthalmie goutteuse,*
c'est une des plus graves. Son traitement se compose du traitement des maladies des yeux et de
celui de la goutte, combinés. C'est encore une
des ophthalmies où les compresses que l'on applique sur l'œil doivent être sèches et légèrement chauffées.

On comprend que nous n'avons pu donner ici
qu'un aperçu bien succinct des ophthalmies, dont
l'étude et le traitement ont fait tant de progrès
dans ces derniers temps. On comprend aussi que
des moyens si variés, dont quelques-uns sont si
énergiques et si hardis, ne peuvent être maniés
convenablement que sous la direction d'un praticien instruit. L'on ne saurait trop blâmer les
imprudences qui se commettent journellement

au sujet des maladies des yeux, et par lesquelles on se nuit avec les remèdes les plus puissants. On doit blâmer aussi ceux qui, au milieu des progrès qu'a faits la science de l'oculistique, négligent de se soigner, laissant se détériorer leurs yeux et ceux de leurs enfants. Les suites d'une telle négligence sont incalculables, puisque rien ne peut tenir lieu du précieux organe de la vue.

DES MALADIES DE LA PEAU.

Les maladies de la peau ont une importance proportionnée à celle de cet organe lui-même, qui sert non-seulement à la protection du corps, mais encore à la transpiration et au sens du toucher, et qui est doué pour cela d'une grande vitalité, d'une sensibilité exquise.

Parmi les maladies de la peau, on distingue l'*érysipèle*, les affections connues sous le nom de *dartres*, celles qui attaquent les cheveux et qu'on désigne sous celui de *teignes*, et enfin la *gale*. Quant aux éruptions de la peau qui caractérisent la *rougeole*, la *variole*, etc., elles sont liées à un état général qui doit les faire classer dans les fièvres dont nous parlerons plus loin.

Erysipèle. L'érysipèle est caractérisé par une rougeur vive de la peau, disparaissant sous la pression légère du doigt, pour reparaître immédiatement, et occupant une étendue plus ou moins grande. Cette rougeur est accompagnée de chaleur et de douleur dans la partie affectée, et ordinairement d'un certain degré de fièvre. Quelquefois il y a, en outre, sur la peau malade, des vésicules ou *phlyctènes* analogues à celles de la brûlure.

L'érysipèle peut occuper les différentes parties du corps. Celui qui siége à la tête est le plus important, à cause du voisinage du cerveau.

L'érysipèle a souvent une tendance à se porter d'un point vers un autre ; quelquefois même on le voit disparaître d'un point pour reparaître dans un point éloigné, comme s'il avait fait un saut.

Dans le traitement de l'érysipèle, on se propose un double but : calmer la souffrance de la peau, qui quelquefois est très-grande, et remédier à l'état intérieur qui entretient son irritation. Pour cela, on préserve du contact de l'air les parties de peau affectées, en les saupoudrant soigneusement de folle farine ou de poudre très-fine d'amidon, et l'on a recours au régime délayant ou à la diète. Dans certains cas, le traitement évacuant par le vomitif ou les purgatifs salins devient utile. Observons que les applications humides ne conviennent pas, en général, dans l'érysipèle.

Chez quelques personnes, il se fait à certaines époques un mouvement dans l'organisme qui se termine par l'apparition d'un érysipèle. Cet érysipèle met ordinairement fin à des troubles quel-

quefois très-alarmants. On comprend, par là,
combien le traitement de l'érysipèle est une chose
délicate, et combien il a besoin des lumières de
l'art.

L'érysipèle se développe quelquefois autour
des blessures. On l'appelle alors *érysipèle trau-
matique*. Il peut ajouter, dans ces cas, un haut
degré de gravité à la blessure.

Il existe une autre rougeur de la peau qu'on
appelle *erythème*, et qu'il ne faut pas confondre
avec l'érysipèle. L'erythème présente plusieurs
variétés, parmi lesquelles nous citerons la rougeur qui se produit quelquefois, surtout chez les
enfants, dans les parties de la peau qui sont continuellement en contact entre elles, et à laquelle
on remédie par l'application de la poudre d'amidon, de la fécule de pomme de terre, etc. ; et
celle qui survient par l'action trop vive des rayons
solaires, qu'on appelle *coup de soleil*.

Le coup de soleil ne borne pas toujours son
action à la peau. Il peut, dans des circonstances
malheureuses, l'étendre à l'intérieur du crâne et
au cerveau, et l'on conçoit les dangers qui en
résultent alors. Aussi ne saurait-on trop recommander d'éviter par tous les moyens l'action excessive des rayons solaires. On comprend combien le danger devient grand lorsqu'on s'endort
au soleil, et que ce danger augmente encore si
l'on a pris des liqueurs spiritueuses, lesquelles
portent, comme on sait, le sang à la tête.

Dartres. On appelle ainsi en général certaines maladies de la peau qui ont pour caractère d'y produire des croûtes, des écailles, des sécrétions de divers genres, et de tendre plus ou moins à s'invétérer. Il ne saurait entrer dans notre plan de tracer ici le tableau de ces affections si variées. Nous tâcherons seulement de donner une idée des plus importantes d'entre elles, et du genre de soins qu'il convient de leur appliquer.

Les dartres que l'on rencontre le plus ordinairement, sont celles qui sont désignées sous le noms d'*herpès*, d'*eczéma* et d'*impétigo*.

L'*herpès* est caractérisé par de petites vésicules disposées par plaques, et qui se terminent par de légères croûtes jaunâtres. Cette affection cède ordinairement assez aisément aux lotions adoucissantes, telles que celles avec la décoction de feuilles de mauve, et à un régime rafraîchissant. Les petites croûtes qui viennent quelquefois aux lèvres à la fin d'un rhume, sont une variété très-légère de l'herpès.

L'*eczéma*, qu'on appelle aussi *dartre vive*, consiste en une multitude de vésicules très-petites, agglomérées sur une surface plus ou moins large, qui bientôt s'excorie, donne une abondante sécrétion de liquide clair, et se couvre d'écailles qui tombent et se renouvellent. Cette maladie est, dans certains cas, très-rebelle. Quelquefois, il est vrai, elle cède aux remèdes adou-

cissants ; mais souvent aussi elle a une tendance
opiniâtre à s'invétérer, et il faut tout l'art d'un
médecin habile, secondé par une excellente hygiène, pour en triompher. L'eczéma est assez
souvent lié à un vice de la santé, qu'il faut combattre par le régime et par divers moyens particuliers dont il serait impossible de donner ici le
détail.

L'*impétigo* commence par de petites *pustules*,
c'est-à-dire des élevures contenant une sorte de
pus, lesquelles donnent, en s'ouvrant, naissance
à des croûtes assez épaisses, ordinairement d'un
beau jaune, quelquefois cependant brunâtres.
Cette affection cède ordinairement aux moyens
adoucissants intérieurs et extérieurs. Quelquefois elle devient opiniâtre, et exige des remèdes
plus compliqués.

L'eczéma peut revêtir une forme analogue à
celle de l'impétigo, et on le nomme alors *eczéma
impétiginodes*.

Les diverses formes de *croûte de lait,* qu'on
observe chez les jeunes enfants, appartiennent à
l'eczéma et à l'impétigo.

Dans les soins qu'on donne aux différentes dartres, il faut avoir la précaution de ne pas arracher
les croûtes, ce qui augmente l'irritation. Il faut
veiller aussi à préserver du contact des humeurs
sécrétées les parties saines et surtout les yeux.

La guérison brusque de certaines dartres peut,
comme celle des ulcères, amener du danger

pour les organes intérieurs. On voit donc qu'il ne faut entreprendre le traitement, si délicat, de ces maladies, que sous la direction d'un médecin.

Nous citerons encore ici, à cause du danger qu'elle présente, la *dartre rongeante* ou *lupus*, qui s'attaque ordinairement au nez, qu'elle détruit, et pour laquelle on ne saurait recourir trop tôt aux secours de l'art.

Nous ferons aussi remarquer, et cette remarque s'applique à toutes les affections où il y a sécrétion d'une humeur plus ou moins nuisible, qu'on ne saurait avoir trop de prudence, surtout dans une société comme la nôtre où les relations avec des personnes peu connues sont nombreuses, pour éviter toutes les occasions de transmission du mal. Rien de plus imprudent, par exemple, que de se servir inconsidérément de la pipe ou du verre d'autrui dans les estaminets.

Teignes. Diverses maladies peuvent développer des croûtes dans les cheveux, sans être pour cela des teignes. Ainsi, par exemple, l'eczéma et l'impétigo siégent assez souvent au cuir chevelu, et réclament là les mêmes remèdes qu'ailleurs. Seulement, il est en général nécessaire de couper les cheveux courts pour appliquer ces remèdes.

Quant aux véritables teignes, ce sont des maladies essentiellement rebelles, dues à une sorte de végétation parasite, et qui se transmettent par

contagion. On distingue plusieurs sortes de teignes, dont la principale est celle qu'on appelle
teigne faveuse, parce que ses croûtes sont enfon-
cées en godet comme les alvéoles d'un rayon de
miel (en latin *favus*.) La teigne est ordinairement accompagnée d'un vice intérieur de la cou-
stitution, qui doit être combattu par des moyens
appropriés, notamment l'huile de foie de morue
et l'infusion de feuilles de noyer.

Divers traitements ont été employés contre la
teigne; le plus célèbre est celui qui consiste à
arracher les cheveux par plaques, à l'aide d'une
sorte d'emplâtre agglutinatif dans lequel ils se
trouvent pris, près de leur racine même, après
avoir été coupés très-courts. Ce traitement, dit
de la calotte, est aujourd'hui modifié en ce sens
que les plaques arrachées successivement sont
très-petites. Il est très-efficace, mais celui qui
agit par la *pommade épilatoire* des frères Mahon
est plus agréable à appliquer.

On a employé divers autres moyens, mais souvent avec peu de succès. Peut-être cela tient-il
à ce que, dans certains cas, le traitement n'a
pas été suivi avec assez de persévérance. Nous
avons vu guérir un enfant que nous regardions
comme affecté d'une teigne faveuse bien caractérisée, par l'usage très-longtemps prolongé de
la pommade *d'iodure de soufre*, secondée par
des lotions savonneuses, par l'usage intérieur de
l'huile de foie de morue et un régime fortifiant.

On comprend, d'ailleurs, que le traitement de
telles maladies et l'emploi des remèdes qu'elles
exigent, ne peuvent se passer de la direction
d'un médecin. On comprend aussi que de grands
soins de propreté, un air pur et l'isolement des
malades, y ont une grande importance. Aussi les
établissements destinés spécialement à extirper
la teigne sont-ils un grand bienfait pour la popu-
lation.

Du soin des cheveux. — Quelques mots sur
l'hygiène des cheveux ne seront pas déplacés
ici. Les cheveux, en effet, quoique n'étant qu'un
accessoire de la peau, ont leur importance pour
la santé, et il importe de ne pas les laisser périr.

Les cheveux coupés trop courts laissent la tête
trop peu garantie contre le froid. Laissés trop
longs, ils perdent de la force et sont exposés à
tomber. Cette croissance exubérante des cheveux peut même, chez certaines personnes, épui-
ser l'économie. On cite des cas où il a suffi de
raccourcir une chevelure trop abondante, pour
rétablir la santé qui languissait sans qu'on pût
découvrir la cause de cette langueur.

En général il est nuisible de se couvrir trop
chaudement la tête. Cela excite une transpiration qui baigne la racine des cheveux et les fait
tomber. Observons d'ailleurs que cette grande
chaleur à la tête peut nuire au cerveau. Chez
certains enfants, prédisposés aux congestions
vers la tête, on recommande même de ne jamais

laisser la chevelure longue, et d'aller ordinairement nu-tête. Bon nombre de personnes cou-
chent sans bonnet et disent s'en trouver bien.

Cependant il ne faut rien exagérer, pas plus
ici qu'en autre chose. La peau de la tête, quand
elle fine et que les cheveux sont rares ou soyeux,
peut être très-impressionnable au froid et à l'humidité. En la découvrant systématiquement sans
nécessité, on peut attirer des douleurs rhumatismales dans les parois du crâne. La sagesse est
donc, ici comme ailleurs, entre les extrêmes.

Certaines têtes sont fort grasses et n'ont pas
besoin de pommade. D'autres, au contraire, en
ont besoin, faute de quoi les cheveux deviennent
secs et cassants. Il convient ordinairement de
nettoyer de temps en temps la tête, car la graisse
qui s'y accumule finirait par nuire à la racine des
cheveux. Un peu d'eau, d'eau-de-vie et de savon
blanc remplissent cette indication. Il est entendu
que les cheveux devront être ensuite bien sé-
chés ; on n'entreprendra donc de les laver, que
par une journée chaude ou dans un appartement
bien chauffé.

Lorsque les cheveux tombent, il est utile de
les raccourcir régulièrement afin de leur donner
de la force, ainsi qu'on le fait pour les végétaux. Suivant l'opinion vulgaire, les phases de
la lune influeraient sur la crue des cheveux ;
ainsi, par exemple, il serait avantageux, pour les
fortifier, de les couper pendant que la lune est

dans son croissant. Ce sont là des faits encore
peu observés, mais auxquels il ne faut pas refuser son attention, car il s'en passe d'analogues
dans d'autres ordres de la nature, tels que la coupe des bois, la fermentation des spiritueux, etc.

Disons quelques mots de la coutume de tein-
dre les cheveux. Cette coutume est blâmable, et
n'atteint pas même le but de vanité qu'elle se
propose. Si elle a en vue de changer une couleur
qui déplaît, elle détruit l'harmonie entre la couleur de la peau et celle des cheveux, et chacun
s'en aperçoit. Il en est de même si l'on se teint
les cheveux pour cacher les traces de l'âge, car
l'altération des cheveux par l'âge est quelque
chose de naturel, qui s'harmonise avec les autres
changements survenus dans la physionomie.
D'ailleurs, la matière dont les cheveux sont teints
cause parfois plus de dommage que l'âge lui-
même ; et, dans certains cas, elle produit les plus
singuliers effets sur la coiffure et sur le linge.

Gale. La gale est une affection contagieuse
caractérisée par des vésicules très-petites disséminées sur la peau, et qui sont dues à la présence
d'un insecte microscopique appelé *ciron* ou *aca-*
rus de la gale, par lequel la maladie se transmet.
La gale est accompagnée de démangeaisons, et
le grattement fait sortir des vésicules un liquide
assez abondant.

Les vésicules de la gale occupent le plus souvent le devant des poignets et de l'avant-bras, les

interstices des doigts, le pli du coude, le creux
du jarret. On les reconnaît surtout à un petit sil-
lon qui part de certaines d'entre elles, et qui est
creusé par l'animalcule.

La gale est quelquefois confondue avec une
autre maladie appelée *prurigo,* qui cause aussi
une démangeaison ou *prurit* très-incommode,
et qui exige un traitement tout différent. On les
distingue en ce que la gale siége de préférence
sur les points des membres où la peau est la plus
fine, tandis que le prurigo affecte plutôt les
points opposés. D'ailleurs, les élevures du prurigo sont pleines et solides, et non remplies de
liquide comme celles de la gale. Cependant, lorsque ces affections sont invétérées et compliquées, il devient quelquefois difficile de les distinguer.

Il existe encore une autre affection de la peau
nommée *lichen,* qu'il ne faut pas confondre avec
la gale, et qui consiste en élevures pleines, accu-
mulées par plaques plus ou moins grandes. Le
lichen s'appelle quelquefois *gale des épiciers,*
parce qu'il peut être causé par le maniement de
certaines matières sèches qui irritent la peau ;
mais sa nature n'a rien de commun avec celle de
la gale, et son traitement est différent.

Le remède par excellence contre la gale est le
soufre, qui fait périr l'animalcule cause de cette
maladie. La manière la plus usuelle de l'appliquer consiste à le combiner en pommade avec

le *carbonate de potasse* et l'*axonge* ou graisse de porc, et à s'en frotter largement trois ou quatre fois le jour, après s'être chaque fois lavé avec du savon noir, de manière à déchirer les vésicules. On préviendra l'irritation de la peau en faisant de temps en temps des onctions d'huile d'olive, et prenant de jour à autre un grand bain dans lequel on fera dissoudre de la colle fine. Un petit nombre de jours suffit parfois pour la guérison. On est même parvenu, à l'aide des *fumigations sulfureuses* et d'un appareil particulier, à guérir dans certains cas la gale en quelques heures, ce qui n'étonnera pas si l'on se souvient que la gale est causée par un insecte, et qu'elle n'existe plus dès que l'insecte est détruit.

Le *sulfure calcaire liquide,* en frictions, a aussi procuré de grands succès dans le traitement de cette maladie.

Lorsqu'on croit la gale guérie, il est prudent de surveiller pendant quelque temps les points qui en ont été affectés, afin de combattre les vésicules qui pourraient s'y développer de nouveau, par des germes qui auraient échappé au traitement pour un motif ou pour un autre.

Les vêtements dont on a été couvert pendant qu'on portait cette maladie, doivent être passés à la vapeur sulfureuse. Faute de cette précaution, on a vu des habits dont l'extrémité seule de la manche était en contact avec les vésicules de la gale au poignet, en faire renaître de nouvelles à la même place lorsque l'habit était repris.

Quelques personnes emploient contre la gale une ceinture préparée, qu'elles placent sur le ventre et qui contient de l'*onguent citrin*. Ce remède doit être proscrit comme dangereux, parce qu'il contient du mercure, médicament qui peut donner lieu à de graves accidents lorsqu'il est employé de cette manière.

On comprend que le traitement sulfureux doit être modéré suivant la sensibilité de la peau, et qu'il sera toujours bon de se faire diriger par un médecin quand on le pourra.

On a aussi employé contre la gale d'autres remèdes, parmi lesquels nous citerons les aromatiques, tels que l'*essence de lavande, de romarin,* etc., dans des infusions des mêmes plantes. Ces remèdes peuvent avoir leur utilité et leur agrément; mais le soufre est généralement plus sûr, et guérit avec plus de rapidité, condition essentielle dans une maladie aussi incommode.

Quant au *prurigo* et au lichen, ils demandent ordinairement un traitement adoucissant, et l'on n'emploie guère de remèdes spéciaux contre eux, que lorsqu'ils deviennent chroniques.

TROISIÈME DIVISION.

Maladies qui affectent l'ensemble de l'organisme.

Nous avons dit quelques mots, à propos des maladies des os et de celles des voies circulatoires, de certaines maladies qui, comme la *chlorose*, le *scorbut*, les *scrofules*, affectent réellement l'ensemble de l'organisme. Il nous reste à donner ici une idée d'une certaine classe de maladies appelées *fièvres*, qui présentent un intérêt tout particulier, tant par leur essence que par leurs caractères.

L'inflammation aiguë des différents organes, lorsqu'elle est portée à un certain degré, est le plus souvent accompagnée d'un trouble général qu'on appelle *fièvre*, et qui, caractérisé par l'augmentation de la chaleur, l'accélération et le développement anormal du pouls, est ordinairement précédé de frisson, et suivi ou accompagné de sueur. Mais il est des cas où la fièvre existe par elle-même, indépendamment de l'inflammation particulière d'aucun organe.

La fièvre peut être *continue*, c'est-à-dire présenter un cours non interrompu; elle peut être *intermittente*, c'est-à-dire offrir des interruptions régulières où le malade semble guéri, et revenir ainsi par *accès* plus ou moins rapprochés.

La fièvre sera *simple* si son caractère est franc

et tend naturellement à la guérison ; elle sera *maligne* si, abstraction faite de son intensité plus ou moins grande, elle a une tendance particulière à une mauvaise terminaison. Les différentes fièvres continues présentant le caractère de la malignité ont été réunies dans ce qu'on appelle aujourd'hui la *fièvre typhoïde.* Les fièvres intermittentes qui offrent ce caractère sont nommées *fièvres pernicieuses.*

Il existe un certain nombre de fièvres continues qui se distinguent par une éruption de la peau, et qu'on appelle *fièvres éruptives.* Elles revêtent quelquefois aussi le caractère de la malignité.

Nous dirons successivement quelques mots de ces différentes espèces de fièvres.

DE LA FIÈVRE SIMPLE CONTINUE.

Elle se reconnaît aux symptômes que nous avons indiqués plus haut et qui, débutant franchement, croissent jusqu'à un certain point pour se dissiper ensuite en se terminant par le retour à la santé, sans que l'on ait pu trouver, pendant leur cours, de signes d'inflammation particulière d'aucun organe. Cette fièvre est accompagnée de perte de l'appétit, de dérangements plus ou moins marqués des voies digestives, et elle présente, au début, une douleur de tête qui tourmente le malade. Elle peut revenir plusieurs fois dans le cours de la vie, ce qui n'arrive pas pour la fièvre typhoïde.

Quelquefois la fièvre simple est tellement légère, qu'elle ne dure qu'un jour, ou trois jours au plus. Dans ce cas, on l'appelle *fièvre éphémère* ou *courbature ;* elle est ordinairement produite par la fatigue, et cède aisément au repos et à la diète.

Le traitement n'est guère plus compliqué dans les cas où la fièvre a une plus longue durée. La diète, le repos, une boisson rafraîchissante et de légers laxatifs, suffiront le plus souvent. Lorsque les symptômes fébriles seront très-intenses, il pourra être utile d'y joindre la saignée ou les sangsues. La durée ordinaire de la fièvre simple continue est de sept à huit jours.

DE LA FIÈVRE TYPHOÏDE.

La fièvre typhoïde se distingue de la fièvre simple, non-seulement en ce qu'elle offre par sa nature, même dans les cas légers, un caractère de malignité toujours dangereux, mais encore en ce qu'elle a une durée qu'on ne peut abréger, parce qu'elle est accompagnée d'une sorte d'éruption intestinale analogue à celle qui apparaît sur la peau dans les fièvres éruptives, et qui doit parcourir son cours. De même que les fièvres éruptives, la fièvre typhoïde n'attaque en général l'homme qu'une fois dans sa vie.

La fièvre typhoïde commence assez souvent comme une fièvre simple, dont il est parfois difficile de la distinguer au début. Mais elle offre dans son cours divers symptômes dont l'ensemble plus ou moins complet la fait reconnaître, et dont les principaux sont : le grand abattement des forces; un état particulier de l'intelligence, qui semble comme émoussée, indifférente ; un certain degré de surdité ; de la diarrhée, de la sensibilité dans le côté droit du bas-ventre, des gargouillements intestinaux ; de la somnolence, un délire plus ou moins tranquille, et, dans certains cas, des taches de divers genres sur la peau. Ces symptômes suivent une marche qu'il serait trop long de tracer ici. Dans les cas graves, certains d'entre eux prennent une grande intensité.

On a admis pour la fièvre typhoïde différentes formes. La division la plus généralement adoptée est celle qui la distingue en *adynamique* et en *ataxique,* suivant qu'il y a prédominance de l'affaissement des forces ou des troubles nerveux.

Le traitement de la fièvre typhoïde ne saurait être bien conduit que par un médecin éclairé, et il serait hors de propos de vouloir en donner ici le détail. Disons seulement que ses conditions fondamentales sont de procurer au malade un air pur et de l'entourer d'une grande propreté. Ces simples soins, joints à une diète sévère et à des boissons abondantes, ont souvent suffi à

amener la guérison. Observons que dans nulle
maladie les infractions à la diète ne peuvent être
plus funestes.

La convalescence de la fièvre typhoïde est
ordinairement très-longue, et doit être entourée
des plus grands soins. Il n'est aucune affection
où le convalescent se trouve plus faible et plus
amaigri.

Assez souvent, par suite du long séjour au
lit, et de l'altération profonde que subit toute
l'économie par l'effet de cette maladie, les parties de peau qui recouvrent les points osseux sur
lesquels le corps repose, tendent à se mortifier, à
former des *escarres*, lesquelles, en se détachant,
donnent lieu à des plaies parfois énormes, qui
peuvent occasionner la perte du malade au moment même où il a surmonté la maladie principale. Ces escarres siégent particulièrement à la
région du *sacrum*, située à la partie inférieure de
la colonne vertébrale, et aux *trochanters*, qui
sont les saillies osseuses qu'on remarque vers l'articulation de la hanche, saillies sur lesquelles
porte le poids du corps quand on se couche sur
le côté.

Le meilleur moyen à employer contre le danger des escarres, est de varier le plus possible
la position du malade, afin que les mêmes points
ne se trouvent pas continuellement pressés par
le poids du corps, et de faire un emploi intelligent de coussins de crin ou de balle d'avoine

percés à leur centre pour que les parties saillantes puissent y porter à faux. On peut dire que le discernement du garde-malade, dans ces cas, peut décider souvent de la vie du convalescent. Diverses applications sont utiles pour prévenir les escarres. Parmi ces applications, nous citerons la poudre d'amidon étendue sur une toile fine, le bleu de Hollande, un emplâtre de sparadrap, une composition formée de quatre grammes d'alun en poudre, d'un blanc d'œuf et d'une cuillerée d'eau-de-vie. Quand il y a plaie, le cas devient plus grave, et c'est alors surtout que le médecin seul peut juger de ce qu'il convient d'appliquer. Dans tous les cas, les meilleures applications ne peuvent rien, ni pour prévenir les escarres ni pour guérir les plaies qu'elles occasionnent, si l'on n'a pas soin de donner aux parties menacées une position qui les préserve de la pression.

Le *typhus* est une affection maligne du même genre que la fièvre typhoïde, qui règne parfois épidémiquement dans les lieux où beaucoup de personnes sont entassées et subissent de nombreuses privations ou des impressions morales tristes et décourageantes. Les armées, les navires, les hôpitaux, les prisons, en ont souvent offert des exemples. Nous ne ferons que mentionner ici cette terrible maladie, en observant que de bonnes conditions hygiéniques tendent à l'éloigner et à la rendre rare.

Le typhus est une maladie contagieuse. On a beaucoup disputé sur la contagion de la fièvre typhoïde, sans pouvoir se mettre d'accord. Il est possible que les conditions de la transmission de cette maladie ne soient pas les mêmes dans telle localité et dans telle époque que dans telle autre. On croit cependant, en général, que la fièvre typhoïde ne se transmet pas à proprement parler par contagion, mais par *infection*, c'est-à-dire en viciant l'air. Quoi qu'il en soit, cela conduit toujours à l'importante solution pratique de renouveler fréquemment l'air des malades, et d'en éloigner autant que possible les jeunes gens, toujours plus disposés à l'absorption des miasmes, que les personnes arrivées au plein développement de leur force.

De la fièvre intermittente.

Ainsi que nous l'avons dit, la fièvre intermittente se distingue en ce qu'elle arrive par *accès*, séparés par des intervalles où il ne semble pas exister de maladie et qu'on appelle *intermittences*. Cette maladie est ordinairement produite par des émanations marécageuses, soit qu'on habite les environs d'un marais ou marécage, les bords d'une rivière plus ou moins marécageuse, ceux d'un canal ; soit qu'on se trouve en un lieu quelconque où des travaux de creusement ont remué la terre humide. C'est donc une sorte d'empoisonnement, contre lequel l'accès de fièvre est une lutte de la nature pour expulser le principe nuisible.

La fièvre est appelée *quotidienne,* quand il y a un accès chaque jour à la même heure; *tierce,* quand l'accès ne revient que de jour à autre; *quarte,* quand il y a deux jours pleins d'intermission entre deux accès. Il y a encore d'autres types plus rares, dont il est inutile de parler ici. Mentionnons seulement la fièvre *double-tierce,* où il y a un accès chaque jour comme dans la fièvre quotidienne, mais où les accès se correspondent en intensité de jour à autre.

Les symptômes de la fièvre se divisent en trois périodes appelées *stades,* qui sont le *frisson,* la *chaleur,* la *sueur,* se succédant régulièrement dans chaque accès.

Dans les fièvres *pernicieuses,* l'accès revêt une grande gravité, et attaque avec violence les fonctions importantes de l'organisme. Ainsi, c'est tantôt un frisson terrible, tantôt une fièvre ardente, une sueur interminable, un transport violent du sang vers la tête ou vers la poitrine. Les accès, dans ces fièvres, vont en redoublant de violence; quelquefois même le premier accès est mortel.

Le *quinquina,* écorce d'un arbre du Pérou importée en Europe depuis moins de trois siècles, est un remède héroïque contre la fièvre intermittente, et sa découverte peut être considérée comme un des plus grands bienfaits de la Providence. Administré avec discernement, on le voit non-seulement couper des fièvres intermittentes simples, mais encore arrêter des fièvres intermittentes pernicieuses reconnues à temps, et dont un accès de plus eût infailliblement tué le malade.

L'histoire du quinquina est un bel exemple du concours de la science et du génie populaire dans les progrès de l'art de guérir. Les sauvages l'employaient depuis longtemps à leur manière, dans les contrées où la nature le fait croître : l'épouse d'un gouverneur portugais le rapporte en Europe ; on l'emploie d'abord avec peu d'habileté, puis de grands génies médicaux fixent les règles de son application et de son administration, sur lesquelles, aujourd'hui, tout le monde est d'accord ; enfin, dans notre siècle, on parvient à extraire le principe actif du quinquina, la *quinine*, qui renferme ses propriétés fébrifuges et qui permet de réduire le médicament à une dose douze ou quinze fois moindre, avantage éminemment précieux. On voit donc que la science ne dédaigne pas les tributs que le génie populaire apporte, et qui concourent à former sa richesse ; mais on comprend aussi que c'est elle qui donne à ces bienfaits leur portée, en précisant les règles de leur bon emploi, en établissant la solidité de leur réputation, et en les répandant universellement.

Voici en peu de mots le résultat de l'expérience des plus illustres médecins sur le mode d'emploi de ce précieux médicament : on administre le quinquina ou la quinine lorsque l'accès est passé, et le plus loin possible de l'accès à venir, afin que le remède ait le temps de donner à l'organisme la disposition nécessaire pour repousser le mal. Dans certaines fièvres pernicieuses où les accès se rapprochent, au point qu'un accès commence aussitôt que finit l'accès précédent, on n'attend pas même que l'accès soit fini pour donner le quinquina ; on le donne pendant le déclin de l'accès. Ce sont là, on le comprend, des cas de haute médecine que nous ne pouvons que mentionner ici.

Assez souvent, les fièvres intermittentes simples se dissipent d'elles-mêmes au bout de quelques accès. Ordinairement aussi la maladie cesse lorsqu'on transporte les malades dans des localités qui sont en dehors de l'influence marécageuse. Cependant il n'en est pas toujours ainsi, et la fièvre peut être fort opiniâtre ; mais il est rare qu'elle ne cède pas au sulfate de quinine ou au quinquina en poudre, administrés méthodiquement, et précédés, au besoin, de quelques moyens accessoires.

La fièvre tierce cède parfois assez difficilement ; mais, une fois passée, elle a moins de tendance à revenir. La fièvre quarte, au contraire, cède facilement ; mais elle est très-sujette à revenir, et en définitive plus rebelle. La continuation méthodique du médicament, et l'éloignement du foyer du mal, finiront par en triompher.

DES FIÈVRES ÉRUPTIVES.

Ces fièvres sont ainsi nommées, parce qu'elles présentent une éruption à la peau, qui survient après quelques jours de fièvre, et qui a pour effet ordinaire de calmer les symptômes du début. Elles sont contagieuses, et n'attaquent en général qu'une fois dans la vie.

Les principales fièvres éruptives sont la *rougeole*, la *scarlatine*, et la *variole* ou *petite-vérole*.

La *rougeole* est caractérisée par de petites élevures d'un rouge rosé, sensibles au doigt, qui se montrent d'abord sur le visage, puis sur la poitrine, au dos, aux membres. L'éruption est ordinairement précédée de trois à quatre jours de fièvre, pendant lesquels on remarque de la toux, de l'oppression, de la rougeur des yeux et du nez.

La *scarlatine* se distingue de la rougeole en ce que ses rougeurs ne sont pas saillantes, et en ce qu'elles commencent par un pointillé qui se réunit en larges taches d'un rouge framboisé, lesquelles donnent lieu ensuite à une *desquammation* de la peau, où l'épiderme se détache en petites écailles sèches et blanches, qui revêtent la forme de petites vésicules, comme si une nouvelle éruption avait lieu. Observons, de plus, que la scarlatine apparaît dès le troisième jour de la fièvre, et que les symptômes du début se montrent du côté de la gorge, laquelle, dans les cas graves, est fortement gonflée.

La rougeole et la scarlatine peuvent offrir, dans leur marche, des irrégularités et des complications qui les rendent plus dangereuses, et dans le détail desquelles nous n'entrerons pas ici. Qu'il nous suffise de les signaler, afin que l'on soit bien pénétré de l'importance de ces maladies, et que chacun fasse de son côté ce qui est possible pour que leurs mauvaises suites soient évitées.

Le traitement de la rougeole et de la scarlatine est ordinairement assez simple. Elles réclament des boissons adoucissantes, et le soin de tenir les malades au lit, dans une température douce et modérée. Pendant leur convalescence, il importe, sous peine des plus grands dangers, que le malade demeure dans un appartement où cette température reste toujours égale. Si cette précaution n'est pas prise, diverses maladies graves sont imminentes, entre autres, pour la rougeole, les affections de poitrine. Quant à la scarlatine, si le convalescent est exposé au froid avant la fin de la desquammation, qui dure très-longtemps, il est menacé d'une enflure pendant laquelle de graves accidents peuvent venir l'enlever. Le

danger est ici d'autant plus grand, que l'éruption scarlatineuse peut passer inaperçue, ne se
montrant parfois que très-peu de temps, sur une
petite étendue, et dans des parties du corps habituellement couvertes, ce qui n'appelle pas suffi-
samment l'attention.

Le froid est tellement à redouter dans la convalescence des fièvres éruptives, qu'on ne permet pas même aux enfants d'aller près des
fenêtres, où souvent le danger les atteint. Il est
très-bon, après la rougeole, de faire porter momentanément de la flanelle aux enfants, pour
peu que la saison soit froide, à cause des affections de poitrine auxquelles cette maladie expose.

La *variole* ou *petite-vérole* est la plus grave
des fièvres éruptives, tant par sa nature que par
ses suites. La fièvre qui la précède se distingue
ordinairement par des douleurs de tête et de
reins. L'éruption s'annonce, le quatrième jour,
par de petites élevures acuminées, qui deviennent bientôt vésiculeuses puis pustuleuses, s'a-
platissent et se marquent à leur centre d'un point
enfoncé. Elles se dessèchent ensuite, formant
des croûtes d'un brun noirâtre qui, en tombant,
laissent assez souvent des cicatrices dues à une
perte de substance de la peau, laquelle peut
défigurer plus ou moins les traits du visage.

Quand la variole est violente, elle peut entraîner des accidents cérébraux de la plus haute
gravité. Son éruption peut altérer les organes de

la vue. Quelquefois il reste, à la suite de la variole, des abcès difficiles à guérir, des affections chroniques de la poitrine qui exigent les plus grands soins. En un mot, c'est une des maladies qu'il importe le plus d'éviter autant qu'il est possible.

La précieuse découverte de la *vaccine* atteint ce but. La *vaccination* consiste à inoculer, dans une petite piqûre faite à la peau, le liquide appelé *vaccin*, qui provient originairement de certaines pustules découvertes en Angleterre sur le pis des *vaches* (de là le nom de *vaccine*, donné à l'éruption que cette inoculation provoque). Une seule pustule de vaccine préserve de la petite-vérole, absolument comme si l'on avait eu cette maladie même. On pratique ordinairement trois piqûres, qui donnent autant de boutons. Avant la découverte de la vaccine, on avait essayé de préserver des dangers de la petite-vérole en inoculant cette maladie même lorsqu'elle semblait exempte de malignité : mais cette méthode avait des dangers que n'a pas la vaccine ; celle-ci, d'ailleurs, se laisse limiter à un aussi petit nombre de pustules qu'on le veut, tandis qu'il n'en est pas de même pour la variole.

Dans ces derniers temps, on a attaqué l'utilité de la vaccine, en se fondant sur certains faits où la vaccination n'avait pas préservé de la petite-vérole ; mais il n'en est pas moins reconnu en général, par les hommes éclairés, qu'elle n'a pas cessé d'être un bienfait, et qu'il faut se garder de la mépriser. Quand la vaccine réellement réussie ne préserve pas, c'est une exception qui ne détruit pas le bienfait de la préservation chez ceux qui sont plus heureux. Mais il faut, de plus, observer qu'un bon nombre de vaccinations ne sont pas suivies d'une éruption de vaccine vraie, et qu'il importe de fixer une scrupuleuse attention sur ce sujet afin de faire revacciner s'il y a lieu.

Quoi qu'il en soit, il existe réellement des cas où la petite-vérole attaque non-seulement des personnes vaccinées, mais encore des personnes qui ont déjà eu cette maladie. Mais, nous le répétons, ce ne sont là que des exceptions.

Ce qui arrive le plus souvent chez les personnes vaccinées ou qui ont eu la petite-vérole, c'est une *varioloïde* ou variole modifiée, en ce sens que sa gravité est moindre et que ses périodes sont comme abrégées; à peine offre-t-elle une desquammation. Cependant la varioloïde a aussi quelquefois de la violence, et c'est pourquoi les jeunes gens, même vaccinés, doivent éviter de communiquer sans nécessité avec ceux qui ont la petite-vérole.

Il existe encore une éruption nommée *varicelle* ou *petite-vérole volante*, qui consiste en vésicules disséminées remplies d'un liquide clair, lesquelles disparaissent en quelques jours et ne sont pas ordinairement accompagnées de fièvre.

Disons, en terminant, quelques mots du traitement de la petite-vérole. Des boissons adoucissantes ; un lit modérément couvert ; un air pur, mais d'une température douce et égale ; de grands soins de propreté ; des onctions d'huile d'olive sur les croûtes, qui occasionnent des démangeaisons quelquefois insupportables ; l'attention d'empêcher que le malade ne les arrache : tel est le résumé de ce traitement. Quant à ce qui concerne les complications, c'est aux lumières du médecin qu'il appartient de les combattre.

QUATRIÈME DIVISION.

Des empoisonnements.

On désigne sous le nom de poisons les corps qui, introduits en petite quantité dans l'organisme, y déterminent des accidents qui peuvent amener la mort. Les poisons agissent de différentes manières : les uns irritent ; les autres frappent le système nerveux de stupeur ; une troisième espèce agit en irritant et stupéfiant tout à la fois ; enfin, il en est qui introduisent dans l'économie un principe corrupteur analogue à celui des fièvres malignes. De là, la division des poisons en *irritants, narcotiques, narcotico-âcres* et *septiques.*

Les principaux poisons irritants sont : les *acides concentrés,* tels que *l'huile de vitriol* et *l'eau forte*, les *alcalis*, tels que la *potasse*, la *soude* et l'*ammoniaque ;* les *sulfures alcalins*, tels que la solution de *foie de soufre* qu'on emploie pour les bains sulfureux artificiels ; l'*émétique* à haute dose, le *vert-de-gris*, le *sublimé corrosif*, l'*arsenic* et ses composés.

Les principaux poisons narcotiques sont *l'opium ;* les *solanées vireuses*, telles que le *tabac*, la *belladone*, la *stramoine ;* l'*acide prussique* ou *hydrocyanique*.

Parmi les poisons narcotico-âcres, nous citerons les *champignons vénéneux*, la *noix vomique*, le *camphre*, l'*alcool*.

Quant aux poisons septiques, ceux qui déterminent le plus souvent des accidents sont le *gaz des fosses d'aisance*, l'ingestion de *viandes putréfiées*, et l'absorption des miasmes par les plaies et blessures. Nous rapprocherons de ces empoisonnements la morsure des animaux venimeux, et certaines maladies transmises à l'homme par les animaux.

SIGNES GÉNÉRAUX DE L'EMPOISONNEMENT.

Les différents empoisonnements ont des caractères particuliers qui tendent à les faire reconnaître entre eux, et dont nous parlerons plus loin. Voici, en ensemble, les signes généraux qui peuvent faire soupçonner un empoisonnement.

La personne empoisonnée éprouve une saveur désagréable, âcre, acide, alcaline; une ardeur brûlante à la gorge; des vomissements de matières qui peuvent présenter diverses nuances de coloration, ou bouillonner sur le carreau; une soif ardente, des sueurs froides, la pâleur de la face, un grand affaissement des forces et une altération profonde de la physionomie. Ces signes varient suivant les différents poisons.

SOINS GÉNÉRAUX A DONNER AUX PERSONNES EMPOISONNÉES.

Le poison étant reconnu, il faut agir avec promptitude. Évacuer le poison autant que possible, donner le contre-poison, soigner les accidents produits : tel est, en trois points, le résumé du traitement des empoisonnements.

Evacuation du poison. Pour évacuer le poison, on emploie ordinairement l'émétique : cinq centigrammes dans un demi-verre d'eau, dose que l'on répète trois ou quatre fois, à quelques minutes d'intervalle. On fait boire beaucoup d'eau tiède. Si le vomissement n'était pas rapide et suffisant, on pratiquerait quelques titillations à la luette. L'eau tiède en abondance et la titillation de la luette sont utiles, même dans les cas où l'on n'administre pas l'émétique à cause de l'irritation de l'estomac. On donnera également des lavements fortement purgatifs.

Une forte solution de sel marin (50 grammes par litre d'eau) agit à la fois comme vomitif et

comme purgatif, et convient très-bien dans l'empoisonnement par des matières végétales nuisibles; il a l'avantage de se trouver toujours sous
la main.

Dans certains cas, on a employé avec succès
une sorte de tuyau appelé *sonde œsophagienne*
(parce qu'on l'introduit dans l'estomac par le
canal œsophagien), tuyau à l'aide duquel on a
pompé les matières vénéneuses contenues dans
l'estomac, lorsqu'on ne pouvait les faire sortir
autrement.

Contre-poison. Il doit être administré quelques minutes après l'administration du vomitif.
Le contre-poison varie suivant le poison, puisqu'il consiste en une substance formant avec ce
dernier un composé inoffensif. Il faut le donner
en quantité beaucoup plus grande que le strict
nécessaire, non-seulement pour rendre la neu-
tralisation du poison plus sûre, mais encore parce
qu'il s'en perd ordinairement par le vomissement. Il est cependant des cas où un excès de
contre-poison deviendrait nuisible, en redissol-
vant le poison. Ces cas seront indiqués.

Soins consécutifs. Ils sont en général du domaine exclusif de l'homme de l'art. Les principaux points sur lesquels l'attention doive être
fixée, sont de ranimer la circulation et la respiration. A cette fin, on réchauffe doucement la
peau par des couvertures chaudes, des frictions
sèches, des cruchons d'eau chaude; on fait res-

pirer un air pur au malade, et l'on emploie, au besoin, les divers moyens recommandés contre l'asphyxie.

Ces notions générales étant données, nous allons passer en revue les différents empoisonnements, en indiquant ce qui est particulier à chacun d'eux.

Poisons irritants.

Acides. L'empoisonnement par les acides se manifeste par les symptômes suivants : goût brûlant et acide, ardeur de la gorge, soif ardente, violentes douleurs d'entrailles, matières vomies bouillonnant sur le carreau et rougissant fortement le papier de tournesol. Les lèvres et l'intérieur de la bouche sont noircis par l'acide sulfurique ou huile de vitriol, jaunis par l'acide nitrique ou eau forte, rougis par l'acide chlorhydrique ou esprit de sel. Dans cet empoisonnement, on n'emploie pas de vomitif; on donne immédiatement le contre-poison, qui consiste en une solution alcaline telle que la magnésie, les carbonates alcalins, la dissolution de savon. La meilleure méthode, suivant M. Bouchardat, consiste à donner d'abord la magnésie calcinée hydratée, préparée autant que possible suivant une excellente méthode proposée par M. Bussy, qui en fait une gelée facile à délayer dans l'eau (20 à 50 grammes de magnésie dans un litre d'eau), et à faire boire ensuite abondamment des solutions de bi-carbonate de soude (20 grammes par litre d'eau).

Alcalis. Les symptômes des empoisonnements causés par les alcalis, tels que la potasse, la sou-de, etc., sont : une saveur âcre, caustique, uri-neuse; des convulsions, des douleurs souvent très-vives. Les matières vomies sont grasses et savonneuses; elles verdissent le sirop de violet-tes, et ramènent au bleu le papier de tournesol rougi par les acides. Le traitement consiste à donner des acides végétaux étendus d'eau, tels que le vinaigre, le citron, l'acide tartrique; ce dernier est le plus convenable de tous dans l'em-poisonnement par la potasse et ses composés. Puis on donnera une potion huileuse avec l'huile d'amandes douces, et de l'eau tiède en abon-dance.

Dans l'empoisonnement par les *sulfures alca-lins,* les acides seraient nuisibles, parce qu'ils en dégageraient l'acide sulfhydrique ou hydrogène sulfuré, qui est très-dangereux. Il faut alors se contenter de faire vomir avec une grande quan-tité d'eau tiède, d'abondantes boissons mucilagi-neuses et la titillation de la luette (si l'on admi-nistrait l'émétique, il serait décomposé), et de donner une cuillerée de chlore liquide par verre d'eau.

L'empoisonnement par le *nitrate de potasse,* qu'on appelle encore *nitre* ou *salpêtre,* n'a pas de contre-poison; on se contente de provoquer l'expulsion du poison par le vomissement.

Dans l'empoisonnement par *l'ammoniaque,* on administre le vomitif, puis une grande quantité d'eau, puis encore le vomitif.

Dans l'empoisonnement par les sels de baryte, on emploie le sulfate de potasse, de soude ou de magnésie, à la dose de 12 grammes par litre d'eau ; puis on expulse, par le vomissement, le composé insoluble formé par le contre-poison. Les sulfates de soude et de magnésie sont très-connus sous les noms de sel de Glauber et de sel d'Angleterre.

Emétique et autres antimoniaux. Les symptômes de cet empoisonnement sont : une saveur désagréable, des vomissements fréquents, des selles, de la constriction à la gorge, de la défaillance, du refroidissement. Pour contre-poison, on donne une solution astringente végétale, qui forme avec le poison un composé insoluble : la décoction de noix de galle, d'écorce de chêne, de saule, de marronnier, de quinquina, de racine de ratanhia, en un mot, tout ce qui est riche en tannin. On fera des frictions chaudes et alcooliques pour ranimer la chaleur. Le médecin emploiera, dans le même but, le vin à l'intérieur, à moins que l'irritation ne commande un traitement adoucissant.

Vert-de-gris et autres sels cuivreux. Cet empoisonnement produit des vomissements nombreux, des coliques violentes, des déjections vertes, porracées, des convulsions, une gêne croissante de la respiration. Le contre-poison qu'on trouve le plus commodément sous la main est l'eau albumineuse, qu'on prépare en délayant six blancs d'œufs dans un litre d'eau ; mais le meilleur contre-poison des sels de cuivre est le fer réduit par l'hydrogène.

Cent grammes de sucre seront aussi un moyen utile dans cet empoisonnement ; mais le sucre n'agit ici qu'en retardant l'absorption du poison, de sorte qu'il ne peut être considéré comme contre-poison, et ne dispense pas d'y avoir recours ensuite.

Sublimé corrosif. Saveur métallique âcre, sentiment de constriction de la gorge, de l'estomac, des intestins, rapports fréquents et fétides, crampes : tels sont les symptômes de l'empoisonnement par le sublimé. L'albumine est encore ici un excellent contre-poison. On fera prendre au malade quelques verres de blancs et de jaunes d'œufs délayés dans l'eau. On évitera, dit M. Bouchardat, de donner un grand excès d'albumine, qui, si elle n'était pas vomie, pourrait redissoudre le poison. On favorisera les vomissements et les selles par d'abondantes boissons aqueuses ou mucilagineuses, telles que le lait, la décoction de graine de lin, l'eau tiède.

Le proto-sulfure de fer hydraté gélatineux est un excellent contre-poison du sublimé, mais seulement dans le cas où il est donné au moment même où l'empoisonnement vient d'avoir lieu ;

or, il est rare qu'on l'ait sous la main comme les œufs.

Arsenic. Les symptômes de cet empoisonnement sont souvent peu caractéristiques, et ils n'existent pas toujours tous. Ce sont : une saveur sucrée, âcre, corrosive ; la cautérisation de la bouche ; des nausées et des vomissements, venant une ou plusieurs heures après que le poison a été pris ; de l'anxiété, des douleurs d'estomac, des coliques, des selles. Quelquefois aussi les symptômes sont très-violents. Il survient ensuite des symptômes généraux provenant de l'absorption de l'arsenic. S'il reste du poison qui n'ait pas été pris, on le reconnaît à ce que, projeté sur des charbons ardents, il répand une odeur d'ail. Pour remédier à cet empoisonnement, on fait d'abord vomir, d'après les règles indiquées plus haut ; puis on administre l'*hydrate de peroxyde de fer en gelée*. Si l'on n'a pas cet hydrate sous la main, il faut, en attendant qu'on le prépare, délayer 30 grammes de *safran de mars apéritif* dans un litre d'eau, qu'on fait prendre au malade. Quand on a l'hydrate de peroxyde de fer en gelée, on délaie un demi-kilogramme de cette gelée dans deux litres d'eau sucrée.

En même temps, dit M. Bouchardat, il sera bon de donner l'hydrate de magnésie, préparé suivant la méthode dont nous avons parlé plus haut.

En outre, il faudra employer les moyens convenables pour ranimer le malade et combattre les divers accidents ; mais on comprend que ces soins délicats sont exclusivement du ressort du médecin.

Il faut aussi ranger parmi les poisons irritants le *verre pilé*, l'*émail*, et autres substances du même genre. Pour combattre les accidents qu'ils déterminent, on gorgera le malade de panade, de pommes de terre, de haricots ou autres aliments semblables, qui envelopperont le corps nuisible ; on provoquera ensuite le vomissement; puis on aura recours aux adoucissants et aux antiphlogistiques internes et externes.

POISONS NARCOTIQUES.

Opium. Les symptômes de cet empoisonnement sont : des nausées, des vomissements, la sécheresse de la bouche, la diminution des urines, parfois leur suppression, l'assoupissement, la rougeur et l'immobilité des yeux. De l'opium on extrait la morphine, qui, à plus petite dose, donne lieu à des symptômes analogues. Le traitement consiste à évacuer l'estomac suivant la méthode déjà énoncée, et à donner par demi-verres la *solution d'iodure de potassium iodurée* (iodure de potassium, 4 grammes; iode, 3 décigrammes; eau, 1 litre). On combattra le narcotisme par le café à haute dose, sans sucre ou du moins

très-peu sucré, et additionné d'un peu d'eau
de vie (café, 50 grammes pour 500 grammes de
liquide ; eau de vie, 20 grammes : prendre à 4
ou 5 minutes d'intervalle). On peut aussi donner
le café en lavement.

Solanées vireuses (belladone, stramoine ou
pomme-épineuse, jusquiame, tabac). Les symptômes ressemblent à ceux de l'empoisonnement
par l'opium. Seulement, la belladone produit
une grande dilatation des pupilles ; la stramoine,
des hallucinations, de la léthargie ; le tabac, une
grande défaillance. Le traitement consiste à évacuer le poison et à donner la solution iodurée
comme ci-dessus. Les symptômes cérébraux
peuvent, en outre, réclamer divers soins particuliers qui sont du ressort du médecin.

Acide prussique. Ce poison, le plus redouta-
ble de tous, exige les secours les plus prompts.
Il n'y a pas lieu à administrer le vomitif. On fera
respirer du chlore liquide ; la *compresse chloro-
vinaigrée,* dont nous parlerons à propos de l'empoisonnement par l'hydrogène sulfuré, pourrait
ici être utile. En même temps, on administrera,
si on l'a à sa disposition, un contre-poison composé par le docteur Smith, et que l'on prépare
en précipitant, par un excès de carbonate de
soude, un mélange de sulfate ferreux et de sulfate ferrique. Lorsque la vie paraît suspendue,
on peut pratiquer sur la colonne vertébrale d'a-
bondantes affusions d'eau froide. On peut aussi,

dans cet empoisonnement, faire respirer de l'ammoniaque.

Champignons vénéneux. Les symptômes se
font sentir quelques heures après l'ingestion. Ce
sont : une douleur à l'estomac, des nausées, des
vomissements, de la soif, des coliques, des selles,
le refroidissement du corps, des convulsions, du
délire, un sommeil léthargique. Le traitement
consiste à administrer une solution d'émétique et
de sel de Glauber (émétique 4 grains ou 2 décigrammes; sel de Glauber, une demi-once ou 16
grammes; eau un litre). Cette solution sera don-
née tiède, par verrées plus ou moins rappro-
chées jusqu'à ce que le malade ait des évacuations. Dans les premiers instants, ce moyen suffit
quelquefois pour amener la cessation du mal, en
faisant évacuer tous les champignons par le vomissement. Si les accidents ne sont survenus que
plusieurs heures après le repas, on doit présu-
mer qu'une partie des champignons a passé dans
l'intestin, et alors on emploiera un purgatif,
composé de 2 onces d'huile de ricin et autant de
sirop de fleurs de pêcher, aromatisé avec quelques gouttes de liqueur d'Hoffmann, qu'on fera
prendre par cuillerées plus ou moins rappro-
chées. — Quand on n'a rien d'autre sous la main,
on peut se servir, pour évacuer ce poison, d'une
forte solution de sel de cuisine, ainsi que nous
l'avons vu plus haut.

Après ces évacuations indispensables, on remédie aux douleurs et à l'irritation par les mucilagineux, les adoucissants, que l'on associe aux fortifiants. Ainsi, on prescrira de l'eau de riz gommée, une légère infusion de fleurs de sureau, coupée avec le lait, et à laquelle on ajoutera de l'eau de fleurs d'oranger, de l'eau de menthe et un sirop. On emploiera aussi avec avantage les émulsions, les potions huileuses aromatisées avec une certaine quantité d'éther sulfurique.

Nous rapprocherons de cet empoisonnement celui qui est produit par les *moules,* et où, après avoir évacué par les vomitifs et les purgatifs, comme dans l'empoisonnement par les champignons, on prescrit une potion éthérée et laudanisée.

Dans certains cas, l'empoisonnement par les moules est dû à ce qu'elles contiennent du cuivre, provenant de la doublure des vaisseaux qui empoisonne l'eau des bassins. Alors on aura recours à l'eau albumineuse et au fer réduit par l'hydrogène, comme nous l'avons indiqué en parlant de l'empoisonnement par le cuivre.

Noix vomique et strychnine. La *noix vomique* est le poison appelé vulgairement *œil-de-grue,* et la *strychnine* en est le principe actif. Ces poisons déterminent des convulsions, de la raideur du tronc en arrière, l'asphyxie, la fixité des yeux. Les accès, séparés par des mo-

ments de calme, deviennent de plus en plus fréquents. Le traitement consiste à provoquer le
vomissement à l'aide de l'émétique ou de l'eau
salée, et à donner de l'eau iodurée en abondance. Les accidents convulsifs et l'asphyxie récla-
meront divers soins, qui sont du ressort de
l'homme de l'art.

Camphre. Il produit des vertiges, des mouvements involontaires, de la stupeur, de l'affaiblissement des sens. On emploiera contre cet empoisonnement les vomitifs, les frictions stimulantes et l'opium. On aura en outre recours aux
toniques et aux stimulants à l'intérieur.

Alcooliques. Chacun connaît l'*ivresse*, qui survient par une forte dose d'un alcoolique quelconque. Chacun sait aussi qu'une dose excessive
d'eau de vie ou de genièvre, par exemple un
demi-litre, a souvent fait succomber bien promptement, dans un état d'affaissement général, ceux
qui ont eu l'imprudence de risquer cette bra-
vade.

Dans les cas ordinaires d'ivresse, il y a d'abord
excitation, puis état comateux ; la face est con-
gestionnée, le malade exhale une odeur alcoolique prononcée. Pendant l'ivresse, il peut arriver
une apoplexie ou un coup de sang.

Le traitement consiste, dans les cas légers, à
prescrire le repos et les boissons délayantes.
Dans les cas graves, c'est un véritable empoisonnement. Il faut alors favoriser le vomissement

par l'eau tiède, la titillation de la luette ou un vomitif, et même, si le danger est imminent, aspirer, au moyen de la pompe œsophagienne, le liquide contenu dans l'estomac. Sept ou huit gouttes d'ammoniaque dans un verre d'eau sucrée, sont utiles pour dissiper cet état ; quant au café et au thé, leur utilité ne commence que quand le malade a repris connaissance. L'apoplexie et la congestion cérébrale amenées par l'ivresse, doivent être traitées par les moyens qui conviennent à ces maladies.

Poisons septiques.

Gaz des fosses d'aisance. Ces gaz sont *l'acide sulfhydrique* ou *hydrogène sulfuré*, et le *sulfhydrate d'ammoniaque*. Ils déterminent, lorsqu'on les respire, un empoisonnement dangereux, qui se manifeste par la douleur de l'estomac, de la tête, des membres, parfois par le délire, des convulsions, des cris, puis par les symptômes de l'asphyxie. Dans certains cas, les malades tombent comme foudroyés. Le traitement consiste à faire respirer du chlore avec précaution, soit au moyen de la *compresse chloro-vinaigrée*, qu'on prépare en enfermant une poignée de chlorure de chaux dans un linge mouillé de vinaigre ; soit par une compresse imbibée d'eau de javelle ou de chlorure de soude. En même temps on exposera le malade à l'air, on cherchera à ramener la chaleur à la peau par des frictions et une couverture chaude. L'ammoniaque respirée avec précaution est utile pour ranimer le malade. Viennent ensuite d'autres soins, appartenant à l'homme de l'art.

Matières putrides ingérées dans l'estomac. Ces matières produisent des vomissements, des selles fétides, des vertiges, de l'affaissement, etc. On traite cet empoisonnement par les vomitifs, les purgatifs, les boissons éthérées, aromatiques. Quelquefois il produit de l'inflammation, à laquelle il faut remédier par les moyens ordinaires.

Matières putrides inoculées. Ces matières sont portées dans la masse du sang lorsqu'elles se trouvent déposées dans une plaie, sur l'œil ou sur une membrane muqueuse quelconque, comme par exemple lorsqu'on se blesse avec un instrument imprégné de matières putrides, ou qu'il en jaillit dans l'œil, dans les narines, etc. Cet empoisonnement produit *l'inflammation des veines* et *l'infection purulente,* maladies qui ne sauraient être combattues que par le médecin.

MORSURE DES ANIMAUX VENIMEUX.

Le seul serpent venimeux d'Europe est la *vipère.* Pour remédier à sa morsure, il faut essuyer la plaie, y appliquer une ventouse qui en fait sortir le sang et les humeurs. Quelquefois on a

vu des personnes sucer la plaie, par dévouement ; mais, comme la bouche n'est tapissée que
d'une membrane muqueuse, il y a danger d'absorber par là le venin. En même temps on ap-
pliquera une ligature au-dessus de la plaie, pour
intercepter la circulation des veines qui repor-
tent le sang vers l'intérieur. Puis on frottera la
plaie avec du citron, de l'urine ou des chlorures,
et on la cautérisera avec un fer rougi à blanc,
de manière à détruire ce qui a été infecté de
venin. On couchera le malade chaudement, et
on lui fera prendre une infusion chaude avec un
peu d'ammoniaque ou d'esprit de Mindérérus
(acétate d'ammoniaque), pour favoriser la transpiration. Si la frayeur a été très-vive, un peu de
vin sucré deviendra utile pour ranimer le malade.

Les suites de cet accident, s'il en arrive, devront être traitées par les moyens médicaux et
chirurgicaux qui leur conviennent.

Les mêmes soins sont applicables à la morsure
du *scorpion*.

Certains insectes, tels que l'*abeille*, la *guépe*,
etc., produisent une douleur vive et brûlante,
du gonflement, quelquefois de la fièvre. Il peut
y avoir danger si les piqûres sont très-nombreu-
ses, surtout chez un enfant. Pour remédier à ces
piqûres, on enlève le dard qui contient le venin,
puis on emploie des lotions d'eau vinaigrée,
d'eau de Goulard, d'eau de vie camphrée, d'eau
salée, d'ammoniaque étendue d'eau. Si une partie

est couverte d'insectes, on pourra essayer de les étourdir en enveloppant promptement la partie de mouchoirs fortement imbibés d'une liqueur alcoolique, d'eau de vie camphrée, de vinaigre, etc.

MALADIES COMMUNIQUÉES A L'HOMME PAR LES ANIMAUX.

Morve, farcin. La morve et le farcin peuvent se communiquer des animaux à l'homme, soit par la pénétration de leurs humeurs dans des blessures de la peau ou dans l'œil, dans les narines, dans la bouche; soit lorsqu'on se blesse avec une pièce de harnais ayant appartenu à un cheval morveux, ou qu'on couche dans les écuries où sont les chevaux malades. On connaît l'immense gravité de ces maladies, dont nous ne pouvons ici tracer l'histoire. Tout ce que nous pouvons dire, c'est qu'il ne faut rien négliger pour éviter un pareil fléau, et qu'on ne doit hésiter, sous aucun prétexte, à sacrifier les animaux morveux, ainsi que les pièces de harnais qui leur ont servi.

Hydrophobie. L'hydrophobie, ou *rage*, est la plus terrible des maladies que les animaux puissent communiquer à l'homme. Elle se transmet par le virus contenu dans la bave des animaux enragés, lequel peut être absorbé par la plaie d'une morsure ou par le contact sur une membrane muqueuse.

Les animaux chez lesquels la rage se développe spontanément sont ceux des espèces *canine* et *féline,* auxquelles appartiennent le *chien,* le *chat,* le *loup,* le *renard.* Le chien est l'animal qui présente le plus souvent cette maladie.

Il est à propos d'indiquer ici les principaux signes auxquels on reconnaît qu'un chien est enragé. Il devient triste, silencieux, n'a plus d'empressement pour son maître, puis quitte son habitation pour aller divaguer au loin.

La rage transmise se développe ordinairement du trentième au quarantième jour de la morsure, quoique cependant elle puisse se développer plus tôt ou plus tard. De l'inquiétude, de la tristesse, du mal de tête, de l'agitation, des frissons, des vomissements, tels sont les premiers symptômes. Puis viennent l'horreur des liquides et des corps brillants, un sentiment d'anxiété à la gorge, de l'exaltation, du trouble de l'intelligence, quelquefois avec épanchement affectueux. L'envie de mordre n'arrive, dans la vraie rage chez l'homme, que dans la minorité des cas. Plus tard, la constriction de la gorge augmente; le malade crache continuellement une bave écumeuse, qu'il envoie quelquefois très-loin. La respiration s'embarrasse ; il survient des accès convulsifs, et le malade succombe par asphyxie dans un moment de calme. La maladie dure environ cinq jours.

On a essayé une foule de moyens pour guérir

l'hydrophobie, sans pouvoir y réussir jusqu'ici.
Aussi ne doit-on pas hésiter à cautériser la plaie
avec le fer rouge, dès les premiers moments, et
même, s'il s'agit de parties peu volumineuses,
telles que les doigts, et que la morsure soit considérable, à en pratiquer l'amputation, pour empêcher que le virus ne soit absorbé. Avant de
cautériser, on nettoiera et on fera saigner la
plaie ; on pourra aussi se servir d'une ventouse.
Si la plaie est refermée, il faut la rouvrir pour
cautériser. Il est bon d'entretenir pendant assez
longtemps la suppuration qui succède à la cautérisation.

Il existe une sorte de rage provenant d'un
simple trouble nerveux, et qui survient particulièrement par la crainte que cause la morsure
d'animaux non enragés. Les symptômes en sont
semblables à ceux de la rage ; mais elle se termine souvent par la guérison, quoique, dans
certains cas, on l'ait vue entraîner la mort des
malades. Elle peut ne durer que quelques heures ou se prolonger fort longtemps. Elle peut
aussi se développer quelques heures après l'accident, ou, au contraire, après plusieurs années,
ce qui ne paraît guère possible pour la vraie
rage. Le traitement sera dirigé d'après le caractère et le degré de violence des symptômes. On
s'attachera surtout à raffermir le moral du malade, en lui prouvant, s'il est possible, que l'animal qui l'a mordu n'était pas enragé.

DES INTOXICATIONS.

Nous devons dire ici quelques mots des *into-xications*, c'est-à-dire des états maladifs que déterminent certains poisons, et qui ne se rapportent pas à l'empoisonnement proprement dit. Les poisons qui produisent ces états sont le *plomb*, le *cuivre*, le *mercure*, l'*alcool*; on peut y ajouter le *seigle ergoté*.

Le *plomb* cause, chez les ouvriers qui travaillent ce métal, soit en nature soit dans ses diverses combinaisons chimiques, comme les plombiers, les peintres, les potiers, les émailleurs, les fabricants de céruse, etc., des accidents plus ou moins graves, qui sont : des coliques, appelées *saturnines* ou *des peintres*; des douleurs des membres, de la paralysie, des troubles cérébraux graves. On remédie à la colique par les évacuants et l'opium ; on combat les douleurs des membres par les bains sulfureux ; contre la paralysie, on emploie différents moyens stimulants, tels que les frictions excitantes, les bains de mer, les bains sulfureux, l'électricité, etc. Quant aux troubles cérébraux graves, les moyens employés échouent souvent contre eux, et certains médecins pensent qu'il vaut mieux s'en tenir à la médecine expectante. Les ouvriers qui se livrent aux professions où l'on travaille le plomb, doivent employer tous leurs soins à se préserver des accidents, souvent dangereux, que cause cette substance. Leurs vêtements seront fréquemment renouvelés, et ils entretiendront, par des lotions savonneuses et des bains, une scrupuleuse propreté de tout leur corps, afin que les particules plombiques ne s'y attachent pas. On a recommandé aussi, comme préservatif, l'usage des eaux sulfureuses, qui ont la propriété de neutraliser les effets nuisibles du plomb.

Le *mercure* ou *vif-argent,* cause divers accidents, qui sont : la salivation et l'irritation de la bouche, une éruption de la peau et un tremblement qu'on appelle *tremblement mercuriel.* Ces accidents se rencontrent surtout dans les professions où l'on emploie le mercure en vapeurs, telles que celle des doreurs sur métaux. Parmi les moyens employés contre la salivation mercurielle, nous citerons les purgatifs doux et les frictions sur les gencives avec l'alun en poudre. Contre le tremblement mercuriel, on emploie les sudorifiques, secondés par l'opium, un régime tonique, un logement bien aéré. Contre le dépérissement appelé *cachexie mercurielle,* on prescrit, outre le régime tonique, des ferrugineux et l'exercice en plein air.

Les ouvriers qui travaillent le *cuivre* sont sujets à la *colique de cuivre,* beaucoup plus rare que la colique de plomb. Ils éprouvent les symptômes de l'irritation intestinale ; leurs selles sont liquides, jaunes, vertes. La diète, le lit, les boissons adoucissantes, les cataplasmes sur le ventre, les potions et les lavements légèrement opiacés, tels sont les moyens qu'on emploie contre ces accidents.

Les *alcooliques* produisent un délire accompagné de tremblement, qu'on appelle *delirium tremens*. Cette intoxication survient, le plus souvent, à la suite de l'usage immodéré de l'eau de vie; mais toutes les boissons fermentées peuvent avoir le même effet. Elle donne lieu à divers troubles de l'intelligence : le malade voit et sent des objets qui n'existent pas; il est privé de sommeil, ou bien le sommeil est agité, le malade veut se lever; les membres tremblent; quelquefois il peut y avoir des convulsions semblables à celles de l'épilepsie. Le *delirium tremens* dure plus ou moins longtemps; si le malade persiste dans ses habitudes, il tombe dans l'imbécillité, ou il survient une affection cérébrale grave qui l'enlève. L'opium a été très-vanté dans le traitement de cette maladie; mais il n'est pas un remède souverain comme on l'a cru, et il faut le donner modérément, car il peut être dangereux dans certains cas. Les vomitifs et les purgatifs ont aussi leur utilité. Dans les cas ordinaires, de simples soins, des boissons délayantes, le repos et des bains tièdes suffisent pour guérir en quatre ou cinq jours.

Ergotisme. Il existe quelquefois sur le seigle, surtout dans certaines contrées, une production

morbide qu'on appelle *ergot,* et qui rend le pain
malfaisant. De là des épidémies d'accidents dési-
gnés sous le nom d'*ergotisme,* qu'on a distingué
en *convulsif* et *gangreneux,* suivant qu'il se fait
principalement remarquer par des convulsions
ou par la gangrène des membres. Le traitement
des accidents causés par le seigle ergoté est entièrement du domaine du médecin, et nous n'en
parlons ici que pour compléter notre aperçu des
intoxications.

LIVRE III.

DES SOINS ET DES REMÈDES.

Maintenant que le tableau des fonctions de la vie et de tous leurs dérangements possibles est présent à notre esprit, ainsi que l'indication abrégée des moyens de rétablir l'ordre normal, nous pouvons aborder fructueusement la question des soins et des remèdes, que nous n'avons qu'effleurée jusqu'ici.

Nous diviserons ce livre en trois chapitres. Dans le premier, nous nous occuperons des soins à donner aux blessés et aux malades ; dans le deuxième, nous parlerons des remèdes et de leur administration ; le troisième sera spécialement consacré aux remèdes populaires.

CHAPITRE I.

Des soins à donner aux blessés et aux malades.

Les soins que demandent les maladies ont un caractère distinct de ceux que demandent les blessures. Pour les maladies, la patience, le tact et la circonspection sont les qualités qu'il importe particulièrement de mettre en œuvre; pour les blessures, il faut surtout du sang-froid, de la présence d'esprit, de la dextérité. Mais, des deux côtés, l'ensemble de ces qualités est toujours nécessaire; les soins réclament une égale intelligence, un égal dévouement, et le meilleur moyen d'y réussir est de s'y appliquer de tout cœur. Non-seulement on en est récompensé par la satisfaction d'un devoir accompli, mais encore on sent que, dans leur pratique, l'intelligence s'élargit et le cœur s'élève.

Nous traiterons séparément de ces deux ordres de soins, en commençant par ceux qui s'appliquent aux blessures.

§ 1er DU SOIN DES BLESSURES.

La première chose dont il faille se préoccuper lorsqu'une blessure vient d'être faite, c'est de ne pas augmenter, par les soins qu'on va donner, le mal qu'elle a produit : ainsi, par exemple, de ne pas tirailler ce qui est douloureux ; de ne pas augmenter le brisement des os ni la pression que leurs fragments exercent sur les chairs ; de ne pas détacher mal à propos les lambeaux de chair qui tiennent encore; d'éviter tout ce qui peut souiller les plaies et en amener l'irritation, etc. On aura soin aussi d'arrêter autant que possible les mauvais effets que la blessure aura commencé à produire ; ainsi, par exemple, de mettre obstacle à une hémorrhagie qui pourrait devenir fatale. Le blessé sera débarrassé de tout ce qui peut le gêner, et placé de telle sorte que le poids de la partie ne tende pas à augmenter le mal.

Dans les blessures qui ont quelque gravité, il est ordinairement nécessaire de relever le blessé et de le transporter, quelquefois à une distance plus ou moins longue, pour le placer sur le lit où il recevra les soins du chirurgien. Ce relèvement et ce transport pourraient devenir la cause d'une aggravation du mal s'ils ne s'opéraient pas avec ordre et intelligence On comprend donc que c'est un devoir pour chacun d'avoir présentes à l'esprit les règles simples à suivre en pareil cas, et dont l'observation plus ou moins intelligente peut décider de la vie du blessé.

Ordinairement le blessé est placé sur une civière, que parfois on improvise au moyen de pièces de bois ou de branches solides, qu'on

ajuste ensemble. On sait que les militaires trans-
portent souvent leurs camarades blessés sur des
fusils, attachés ainsi en forme de brancard. Une
planche large, telle qu'une grande allonge de
table, une porte légère, placée sur de solides
traverses, pourra aussi convenir. En un mot, on
prendra ce qu'on pourra trouver de plus commode et de plus approprié. La civière sera gar-
nie d'un matelas, d'une paillasse, de couvertures,
de manteaux ou autres vêtements.

Placer le blessé sur la civière n'est pas toujours
une opération facile. Ordinairement, le mieux
est qu'un homme vigoureux le prenne par les
épaules, tandis que le blessé lui-même, s'il en est
capable, le tiendra solidement embrassé en lui
passant les bras autour du cou. Un ou deux
aides soutiendront les hanches, et un autre, s'il
est nécessaire, diminuera encore le fardeau en
soutenant les épaules. Pendant le déplacement,
quelqu'un maintiendra en bonne position la partie blessée, afin qu'elle ne souffre point par son
propre poids ou par de faux mouvements. Si le
nombre des assistants est restreint ou que leur
inexpérience soit trop grande, on tâchera de
suppléer au nombre par l'intelligence et un soin
scrupuleux. Il est d'ailleurs des cas où la difficulté
se simplifie, le poids du blessé n'étant pas grand,
ou les porteurs étant très-robustes. En tout cas,
il ne faut employer que le nombre d'aides strictement nécessaire, afin que les mouvements
aient le plus d'ensemble possible.

Il sera souvent utile de disposer des coussins sur la civière, pour mettre plus à l'aise la partie blessée.

La position du blessé sur la civière sera modifiée suivant le point où siége la blessure. Ainsi, il sera assis la tête haute si elle est au crâne; couché sur le dos, sur l'un des côtés, ou même parfois sur le ventre, dans les blessures des différentes parties du tronc et des membres.

Le transport s'exécutera doucement, également, sans bruit ni tumulte. Si la température est très-chaude ou très-froide, on aura soin d'abriter le blessé le mieux possible, car l'action du froid ou du chaud peut beaucoup nuire.

Quand on est obligé de transporter le malade sur un chariot ou dans une voiture, il faut aller bien doucement, et prendre toutes les précautions possibles pour éviter le cahot et les secousses. Le transport à bras est toujours le meilleur lorsque rien ne s'y oppose.

Le placement du blessé sur le lit définitif exige les mêmes soins que son placement sur la civière.

En parlant des différentes blessures, nous avons indiqué le genre de soins que chacune réclame. On pourra trouver là quelques notions utiles sur ce qu'il convient de faire, soit au moment de la blessure, soit lorsque le blessé est sur son lit, en attendant le chirurgien.

Du pansement des blessures.

Douceur, légèreté, promptitude et propreté, sont les conditions qu'il faut réunir dans le pansement des blessures. Ces qualités, qui font l'habile chirurgien, font aussi le bon aide; et l'on sait qu'un chirurgien qui n'est pas bien secondé perd la moitié de ses avantages. Chacun s'efforcera donc de les posséder, et de se prêter habilement aux besoins du chirurgien dans les différents genres de blessures, d'après les notions que nous en avons données.

Pendant les pansements d'une blessure, il est souvent nécessaire que la partie soit levée, déplacée de diverses manières; elle est exposée à des secousses et à des froissements qui éveillent les douleurs, compromettent ou retardent la guérison. Ce sera un grand service à rendre, que de savoir tenir convenablement la partie blessée, en ne la remuant qu'autant et pas plus qu'il n'est nécessaire pour que les différents temps du pansement s'accomplissent.

On est assez souvent obligé de faire le pansement à la lumière, soit à cause de l'heure avancée, soit que le lieu où l'on est obligé d'opérer soit obscur. Bien éclairer celui qui panse ou qui opère, est une difficulté qui exige beaucoup d'attention et une certaine expérience, afin qu'il n'y ait pas d'ombre portée sur les points qu'on doit mettre en lumière. Observons aussi qu'il y a de grandes précautions à prendre pour ne pas mettre le feu aux objets environnants, pendant que l'attention est absorbée par le soin de l'opération. Ce danger est surtout à craindre lorsque le pansement exige des matières très-inflammables, telles que la ouate, ou lorsqu'on opère dans certains locaux, tels, par exemple, qu'une grange. Si le lit a des rideaux, on aura grand soin de les écarter convenablement. On fera bien de proscrire toute lumière qui peut vaciller ou jeter du feu, et d'employer de préférence une lampe à verre ou du moins une bonne lanterne.

Quand le tronc ou les membres inférieurs sont blessés de telle sorte que les mouvements soient difficiles, douloureux, dangereux, il est bien utile de pouvoir éviter ces mouvements au blessé ; de mettre en évidence ce qui doit être pansé, sans lui causer de dérangement ; et de lui donner la facilité de rendre ses selles et ses urines sans qu'il soit obligé de changer de place. Pour cela, on a inventé différents lits mécaniques qui sont de précieux bienfaits, mais dont le prix est assez élevé, quoique tous les jours on dépense des sommes plus fortes pour se meubler d'objets beaucoup moins utiles.

Quoi qu'il en soit, comme beaucoup de personnes ne peuvent réellement faire cette dépense, nous indiquerons en peu de mots comment on peut coucher le blessé pour donner toute facilité au pansement, et suppléer, par les bras et la bonne volonté, aux moyens mécaniques qu'on ne peut se procurer.

Prenons un lit de camp ordinaire, dont les traverses de la tête et du pied soient basses. Plaçons-y une paillasse en paille longue ; puis, au lieu de matelas, cinq traversins de balle d'avoine appliqués l'un contre l'autre bien également, de manière que leur ensemble tienne lieu d'un matelas. Par-dessus ce matelas composé, dont les pièces peuvent s'enlever et se renouveler à volonté, posons un lit de sangles fines, maintenues par cadre en bois de hêtre ou de frêne, qui soit assez léger pour ne pas surcharger ceux qui doivent le lever, assez solide pour ne pas se rompre sous le poids du blessé, et qui se termine aux deux bouts par deux poignées analogues à celles d'une civière. Ce cadre, recouvert de draps pliés en double, recevra le blessé, qui ne sentira pas les sangles lorsque le tout sera au repos, et qui pourra être soulevé d'ensemble par deux ou quatre hommes lorsqu'il en sera besoin.

On comprend comment cet appareil permet de panser et d'examiner aisément les parties du corps qui reposent habituellement sur le lit ; comment on peut, en retirant un traversin, établir sous le siége du blessé un vide pour recevoir un vase de nuit ou un urinoir, etc. Avec un peu d'invention, on tirera de cet arrangement si simple le parti le plus avantageux.

Ainsi que nous le disions plus haut, ce lit sera recouvert de deux draps pliés transversalement et qui, n'ayant ainsi que la moitié de leur longueur, se rejoindront vers le milieu du lit, de manière à pouvoir être écartés au besoin pour correspondre au vide qu'on produira en retirant un des traversins qui forment le matelas.

Terminons ce qui concerne le soin des blessés par quelques considérations sur le pansement proprement dit.

Les objets le plus communément nécessaires dans un pansement sont les *alèzes*, les *compresses*, les *bandes*, la *charpie*, le *cérat* et les *agglutinatifs*.

Les alèzes sont de grandes pièces de toile, semblables à de petits draps, et pliées en plusieurs doubles, que l'on passe sous le malade, soit pour le soulever, soit pour empêcher que le lit ne se souille.

Les *compresses* sont des pièces de linge de diverses dimensions, pliées en deux, en quatre ou de toute autre manière, et qu'on applique sur les parties blessées. On les appelle *longuettes* ou *carrées*, suivant que leur longueur l'emporte de beaucoup sur leur largeur, ou que ces dimensions sont à peu près égales. On appelle compresse *graduée*, celle qui est repliée un certain nombre de fois sur elle-même, à la manière des degrés d'un escalier, de telle sorte qu'elle opère une pression par sa partie la plus épaisse lorsqu'elle est serrée par le bandage. Les compresses doivent être faites avec de la toile usée, autant que possible avec de la toile de lin. La toile de coton est généralement regardée comme moins bonne pour cet usage, parce que le coton est moins frais que le lin ; cependant elle peut fort bien servir quand on n'en a pas d'autre.

Les *bandes* doivent être de toile solide ; on leur donne ordinairement trois doigts de largeur environ. Quant à la longueur, elle peut varier beaucoup, suivant le besoin. Il est désirable que chaque bande soit d'une seule pièce. Lorsqu'on est obligé de coudre plusieurs pièces ensemble pour faire une bande, il faut appliquer leurs bouts l'un sur l'autre de telle sorte que la couture soit entièrement plate, car jamais on ne doit sentir d'inégalités dans les pièces destinées à un pansement. C'est pour la même raison qu'on fera disparaître tout ourlet qui pourrait se trouver sur les linges destinés à faire des compresses.

Pour que la bande puisse être appliquée, il faut qu'elle soit d'abord roulée régulièrement sur elle-même en peloton, afin de faire aisément le tour du membre. De même, lorsqu'on enlève une bande pour renouveler le pansement, on doit avoir soin de la ramasser, à mesure qu'elle se déroule, en un paquet qui passe d'une main à l'autre ; sans cette précaution, la bande s'embarrasserait autour du membre.

Lorsqu'on doit appliquer une bande sur une

partie qui va en croissant de volume, comme la jambe ou la cuisse, il est nécessaire, à chaque tour de bande, de faire ce qu'on appelle un *renversé*, c'est-à-dire de retourner la bande de telle sorte que le bord qui était supérieur devienne inférieur : on évite ainsi les *godets*, qui feraient glisser la bande et rendraient sa pression inégale.

Quand on entoure un membre d'une bande de manière à le comprimer, il faut toujours que la compression commence à partir de l'extrémité inférieure du membre ; sinon, cette extrémité se gonflerait, et il pourrait en résulter des accidents.

La *charpie* se fait en effilant le vieux linge. Elle s'emploie brute ou en *plumasseaux*, sorte de coussins qu'on prépare aisément avec un peu d'habitude. Quelquefois la charpie est disposée en *mèches*, qu'on introduit dans les ouvertures étroites des plaies pour les empêcher de se fermer avant le temps voulu ; d'autres fois elle est disposée en *boulettes* ou *bourdonnets*.

Lorsqu'on manque de charpie, et qu'il en faut de grandes quantités, on peut y suppléer en mettant au-dessus des premières couches de l'étoupe ou de la ouate. On emploie même quelquefois de la ouate en guise de charpie ; mais, ainsi que nous l'avons dit, le coton est moins frais que le lin, ce qui n'empêche pas qu'il ne rende de bons services.

Observons ici que souvent la charpie manque, parce qu'on ne sait pas organiser le travail de sa préparation. Que de fois on en aurait en abondance si l'on se donnait la peine de la commander ou de la demander! Et certes, quoiqu'il y ait beaucoup de mérite à suffire aux nécessités avec peu, il n'en est pas moins vrai que rien n'est comparable à un pansement où tout abonde.

Le *cérat,* composé d'huile d'amande douce et de cire, est le corps gras dont on enduit le plus ordinairement le linge fin qu'on met sur les plaies. La charpie est quelquefois appliquée sèche, quelquefois enduite de cérat, suivant le besoin. Dans certains cas, on applique sur la plaie un linge criblé de petites ouvertures comme une passoire, et qu'on appelle *linge fenêtré;* ce linge est graissé de cérat, et par-dessus on applique de la charpie, qui absorbe les humeurs à travers les trous sans adhérer à la plaie.

Quant aux *agglutinatifs,* le plus employé est le *diachylon;* on l'étend sur le linge avec une spatule, après l'avoir ramolli avec les doigts, qu'on mouille de temps en temps pour les empêcher de coller. On prépare diverses toiles agglutinatives, nommées *sparadraps,* dans lesquelles il n'y a qu'à tailler les pièces dont on a besoin. Les agglutinatifs servent non-seulement à réunir les plaies, mais encore à maintenir certaines pièces de pansement dans les cas où les bandages peuvent glisser.

Il est de précepte, lorsqu'on doit faire un pansement, de préparer d'avance tout ce qui est nécessaire, afin de n'avoir aucun retard dans l'opération et de pouvoir appliquer les nouvelles pièces dès que les anciennes sont ôtées. Il faut, de plus, avoir soin de tenir un bassin prêt pour y jeter toutes les pièces souillées qu'on enlève, afin qu'elles soient emportées immédiatement et ne gênent pas. On doit aussi tenir prêts des vases pleins d'eau tiède et d'eau fraîche pour le besoin.

Pour détacher les pièces agglutinées et qui s'enlèvent difficilement, on les humecte patiemment avec une éponge imbibée d'eau tiède, et on se garde de les arracher.

Ainsi que nous l'avons dit en parlant des plaies, il faut en général éviter de mouiller leur surface. On ne pourra le faire que dans des circonstances particulières, que le chirurgien appréciera.

Lorsqu'un blessé doit demeurer longtemps couché, il devient sujet à la constipation. On y remédie par des lavements administrés de temps en temps.

Il faut aussi avoir soin de varier autant que possible sa position, afin d'éviter que la peau ne se mortifie dans les points osseux sur lesquels repose plus particulièrement le poids du corps.

Observons, en terminant, que, dans les blessures de quelque importance, le blessé devient un véritable malade, auquel s'appliquent en grande partie les considérations où nous allons entrer au sujet du soin des maladies.

§ 2. Du soin des maladies.

La maladie, quant aux soins qu'elle réclame, doit être considérée à trois époques distinctes : 1° Quant elle menace ou qu'elle commence ; 2° Quand elle est déclarée ; 3° Quand elle arrive à la guérison ou qu'elle se termine par la mort du malade. A chacune de ces trois époques, les soins revêtent un caractère particulier dont il est nécessaire de bien se pénétrer.

Soins au début des maladies. La plupart des maladies s'annoncent par un changement dans l'état d'être de la personne, changement que remarquent ceux qui l'approchent, mais que parfois ils ne comprennent pas. Tantôt il y a de la tristesse, tantôt de l'impatience, tantôt de la nonchalance, de la langueur, du découragement, de la susceptibilité. Ces changements peuvent chagriner, blesser, mécontenter ceux qui manquent d'expérience ; et il en résulte parfois d'aigres paroles, qui ne peuvent que nuire. C'est surtout dans les maladies nerveuses, si difficiles à apprécier même quand elles sont déclarées, que ces signes de trouble de la santé peuvent être méconnus, et que les malades sont tourmentés en tourmentant ceux qui les entourent.

Ceci étant connu, on se gardera de juger trop vite ceux qui semblent donner sujet de se plaindre ; et l'on recherchera si quelque maladie commençante ou imminente n'est pas cause de tout, en exagérant les défauts du caractère ou même en le dénaturant. Par cette sollicitude, on pourra éviter des regrets et quelquefois prévenir des maladies ou du moins leurs complications, en ayant l'œil ouvert assez tôt. C'est un des points où le sentiment religieux est le plus nécessaire, car réellement il faut quelquefois bien de la patience pour supporter les actes et les paroles de ceux qui deviennent malades, surtout quand on n'en démêle pas la cause.

Encore une chose à laquelle il faut penser, c'est que beaucoup de personnes ont la fausse honte de ne pas vouloir s'avouer malades, et qu'elles se fâchent ou plaisantent dès qu'on veut leur parler de soins. Il ne faut pas les brusquer ni les effrayer, mais au contraire les mettre doucement sur la voie; user de l'autorité, de l'influence, de l'affection, autant qu'on le peut et dans la mesure convenable; et ne point les perdre de vue, afin qu'un état inquiétant ne reste pas sans soins ni sans conseils. Un grand tact et une grande attention sont ici d'autant plus nécessaires, qu'il est aussi des personnes qui, volontairement ou involontairement, sont portées à exagérer leurs souffrances, et qu'il faut aussi se tenir en garde contre cette exagération.

Quant au moment où il faut consulter l'homme de l'art, chacun ne pourra agir en cela que suivant son bon sens et son expérience. Il faut

toujours consulter aussitôt que l'on doute, car
un conseil de trop ne tue pas, et le manque d'un
conseil peut amener les plus graves conséquen-
ces. Les principaux points sur lesquels l'attention
doit se porter pour reconnaître si une personne
est malade, sont la respiration, la chaleur de la
peau, l'état de la tête, de l'appétit, des selles. Si
la respiration est gênée; si les selles sont dérangées; si l'appétit est perdu, la face rouge, la tête
douloureuse, la peau brûlante; si le fond des
yeux est jaune, la langue sale, la bouche mauvaise, ce sont là des signes qui indiquent bien
évidemment le dérangement de la santé.

Lorsqu'il règne des maladies, on doit y penser,
mais seulement autant qu'il le faut pour se pré-
munir contre elles et ne pas être pris au dépourvu, et non de manière à s'effrayer mal à
propos.

Supposons maintenant le malade devant le
médecin. Il y a encore là, pour ceux qui l'entourent, une ligne de conduite à tenir qui n'est pas
indifférente. Beaucoup de personnes semblent
s'imaginer qu'aussitôt que le médecin est là, elles
n'ont plus à songer qu'à faire ce qu'il dira, sans
avoir rien à y mettre du leur. Mais le médecin a
des questions importantes à adresser, auxquelles
il faut répondre avec discernement. De plus, il
a besoin d'examiner soigneusement le malade, et
il faut lui faciliter autant que possible cet examen. Il faut le renseigner exactement sur tout,

particulièrement sur ce qu'il ne pourrait que difficilement soupçonner, et le mettre sur la voie avec une confiance pleine et entière. On évitera surtout de l'interrompre par des divagations inutiles, ou de distraire son attention, de troubler ses facultés en quoi que ce soit.

Soins dans le cours des maladies. La première chose à laquelle il faille penser pour bien soigner un malade, c'est de le placer dans un lieu où le calme règne, où l'air soit pur et tempéré. Les préceptes que nous avons donnés à propos du logement, seront ici plus stricts encore. S'il y a un sacrifice de temps, d'argent, de peine, nécessaire pour que ces préceptes soient bien suivis, ce sacrifice ne saurait être mieux placé, car un bon local, pour le malade, c'est la moitié de la guérison. On dépense volontiers de l'argent pour des remèdes; on se donne la peine d'aller les chercher bien loin, quelque temps qu'il fasse et n'importe par quelles routes, sans regretter cet argent ni cette peine : cependant l'effet des meilleurs remèdes n'est pas plus grand, n'est pas toujours aussi grand que celui des bonnes conditions du local. Que de fois on a vu des maladies, rebelles aux meilleurs soins et aux remèdes les plus dispendieux, se simplifier, s'évanouir en quelque sorte, par l'effet d'un simple changement de chambre, d'une mesure intelligente d'aérage ou de chauffage, ou par le transport du malade dans un hôpital!

Observons ici que trop souvent on a peur de l'hôpital, et que cette peur a empêché bien des malades de guérir, en les éloignant d'un bienfait qui les eût sauvés. Certes, il est bien de tenir le plus possible au foyer de la famille ; la présence d'un malade à soigner y resserre des liens que souvent son absence relâcherait : mais il est des cas où la nécessité exige et où le devoir ordonne qu'on se soustraie, pour un certain temps, aux soins affectueux des siens, afin de leur être un jour rendu. L'hôpital, possédant tous les moyens nécessaires, guérira souvent dans un bref délai le père ou la mère de famille dont le mal se serait terriblement aggravé au milieu des soins de ses enfants, insuffisants, surtout dans un logement pauvre, contre certaines maladies.

L'aérage doit être particulièrement soigné dans les maladies malignes, ou lorsqu'on a lieu de les craindre à cause de la réunion de plusieurs malades dans un même local. Il réclame de grandes précautions dans les maladies de poitrine, ou lorsqu'on est disposé à les contracter, afin que les courants d'air froid ne viennent pas frapper le malade. Les précautions doivent être plus scrupuleuses encore dans les fièvres éruptives, pour des motifs que nous avons mentionnés en parlant de ces fièvres.

Le lit du malade sera doux sans être mou ni trop chaud, surtout dans certaines maladies où cette chaleur serait incommode ou même funeste. Les coussins de crin, de balle d'avoine ou d'air, deviennent très-utiles pour empêcher l'échauffement des parties souffrantes. On fait aujourd'hui des matelas aussi frais qu'économiques avec une plante marine nommée *varech*, dont les feuilles, en quelque sorte incorruptibles, se lavent avec la plus grande facilité.

Dans les maladies de la tête et dans celles de la poitrine, l'oreiller doit être disposé de telle sorte que la tête et la poitrine soient hautes, afin que le sang y arrive avec moins d'impétuosité, et retourne plus facilement vers le cœur.

Il est bon de renouveler autant qu'il est nécessaire et possible le lit et le linge du malade, et de changer sa position. Lorsque le malade ne peut pas sortir de son lit, on renouvelle ses draps en roulant en long et à moitié celui qu'on enlève et celui qu'on remet à sa place, ce qui permet de le placer sur le drap propre sans autre mouvement que celui qui est nécessaire pour le soulever au-dessus de la partie roulée, qu'on déroule ensuite. On se trouve souvent bien de placer le malade dans un autre lit ou sur un fauteuil. On fabrique aujourd'hui de grands fauteuils pliants, d'un prix minime quoique très-solides, et qu'on garnit soi-même comme on veut.

C'est aussi une précaution parfois très-utile d'envoyer loger au-dehors les enfants non malades, lorsque le logement n'est pas assez spacieux.

On pourra éviter ainsi des causes de maladie, qui ne manquent pas de s'accumuler lorsqu'une famille assez nombreuse occupe un logement restreint, et qu'un de ses membres est malade.

Le calme le plus grand, on ne saurait trop le répéter, doit régner autour des malades; et rien ne sera plus utile que d'éloigner d'eux les visites, sauf celles qui sont réellement nécessaires. On ne saurait croire quel service on rend à un malade lorsque, avec toutes les précautions nécessaires pour qu'il ne se croie pas oublié, on s'abstient de le voir jusqu'au moment où le médecin juge que la visite n'a plus d'inconvénient. C'est une privation que les amis et même les parents doivent s'imposer de bon cœur, en s'en rapportant aux membres de la famille à qui incombe le soin du malade.

Chose étonnante, trop souvent, tandis que, par des visites trop empressées et par des marques d'intérêt trop multipliées, on fatigue le malade d'émotions, on craint outre mesure l'impression que pourra lui causer la visite du prêtre qui lui apportera les consolations religieuses. Mais cette impression vient très-souvent de la sensibilité exagérée qui met toute la maison en émoi, tandis qu'on devrait s'occuper d'aplanir les voies à l'accomplissement de ce devoir. Chaque fois que le prêtre trouve un accès facile au lit du malade, celui-ci, au lieu de recevoir la Religion comme un épouvantail, la reçoit comme une consolatrice, c'est-à-dire pour ce qu'elle est réellement. Certes, on peut affirmer qu'elle soutient la force du malade aussi bien que celle du garde-malade, et que seule elle peut lui donner un calme réel. Ces grandes vérités dont elle vient l'entretenir, si sévères qu'elles soient, ne sont-elles pas les mêmes dont elle entretient chaque jour ceux qui viennent au temple en pleine santé, et dont la vie est peut-être plus menacée que la sienne?

Disons maintenant quelques mots de ce qui concerne plus particulièrement le garde-malade. Il doit être le strict exécuteur du traitement qui a été prescrit; et cependant, que de discernement ne lui faut-il pas pour que cette exécution soit dans l'esprit de ce traitement et en remplisse les vues! Que d'attention pour saisir et bien expliquer au médecin les divers phénomènes plus ou moins inattendus qui surviennent, et qui peuvent exiger que le traitement se modifie; que de patience et d'adresse pour faire accepter au malade les médicaments que souvent il refuse, et pour empêcher que rien ne s'en perde; que de dévouement et d'énergie morale pour résister à la fatigue, à l'impatience, à l'ennui que causent les exigences et les bizarreries du malade ou les observations indiscrètes des visiteurs, ainsi qu'au découragement dont on tend à être saisi lorsqu'on est pendant de longues heures en face du tableau de la souffrance, quelquefois sans lueur d'espoir!

Ici, nous devons faire une remarque très-importante : c'est que, dans l'intérêt du malade comme dans le sien, le garde-malade ne doit pas se laisser absorber par les soins qu'il donne à son malade, au point de se refuser ce qui est nécessaire à l'entretien de ses forces. Ainsi, la veille doit être alternée, et il faut aller de temps en temps respirer l'air pur qui seul peut donner de l'appétit à l'estomac, en même temps qu'il renouvelle les puissances intellectuelles. Le dévouement attache tout bon cœur à celui qui souffre, surtout si c'est un être envers qui il a des devoirs particuliers : mais le même dévouement doit lui faire raisonner son action de telle sorte qu'elle réussisse, que le but n'en soit pas manqué. Si vous voulez que votre malade soit bien soigné, conservez-lui son garde-malade, car un garde-malade dévoué est précieux. Si vous voulez que votre père, votre mère, votre frère, échappés de la tombe, n'aient point à trembler à leur tour pour vous, à pleurer peut-être votre perte, suivez les conseils de la prudence et prenez quelques précautions bien faciles. Il suffit d'une excursion d'une heure, d'une demi-heure, d'un quart-d'heure même, renouvelée autant de fois qu'on le peut, pour rafraîchir les forces vitales, en faisant respirer un air pur et présentant à l'esprit mille objets différents, qui ramènent à ses proportions réelles l'empreinte exagérée des émotions. Et que de fois, faute de ces préoccupations, n'a-t-on pas vu ceux qui avaient arraché le malade au tombeau y descendre eux-mêmes, et empoisonner la joie de sa guérison !

Soins à la fin des maladies. Ces soins se présentent sous deux aspects, suivant que la maladie guérit ou qu'elle tend à une mauvaise terminaison.

Lorsque la maladie guérit, il survient un état particulier qu'on appelle *convalescence*, et qui, n'étant plus la maladie, n'est pas encore la santé. Dans la convalescence, les organes, à peine remis de leur trouble, sont sujets à se déranger de nouveau, soit en retombant dans l'état de maladie d'où ils sont sortis, soit en se laissant envahir par d'autres troubles plus ou moins graves.

Parmi les convalescences qui réclament les plus grandes précautions, nous citerons : celle des maladies du cerveau, exigeant longtemps encore un grand calme et l'abstention de tout ce qui excite l'esprit, directement ou indirectement; celle des maladies de poitrine, où il faut être d'une scrupuleuse prudence quant aux variations de l'air, aux mouvements vifs, à l'exercice du chant, de la parole, etc; celle de la coqueluche et des fièvres éruptives, où la température doit être maintenue égale, à cause des dangers que nous avons signalés ; celle des diverses maladies intestinales, où le régime alimentaire doit être ponctuellement réglé, sous peine de les voir se renouveler sans cesse.

Dans toutes les convalescences, d'ailleurs, les différents ordres de précautions appliquées aux différentes fonctions du corps ont leur utilité, puisque toutes ces fonctions s'enchaînent; mais il n'est rien dont on doive se garder plus soigneusement que des écarts de régime, car bien souvent les indigestions ont tué les convalescents. Il ne faut pas, pour qu'il y ait indigestion, que la dose d'aliments soit excessive d'une manière absolue ; il suffit qu'elle le soit par rapport à l'état actuel de faiblesse des fonctions. En général, l'estomac n'est pas à même de digérer beaucoup d'aliments chez les convalescents, et cependant leur appétit est ordinairement énorme ; de plus, l'état d'affaiblissement où ils se trouvent semble engager à les faire manger copieusement, dans l'espoir de les fortifier plus tôt. Il faut résister à cette tendance ; et si elle est excusable jusqu'à un certain point chez celui que la faim tourmente, elle ne l'est pas chez ceux qui doivent être ses guides, et dont la vigilance ne peut l'abandonner à lui-même que lorsqu'il est entièrement revenu à son état normal.

Les écarts de régime n'entraînent pas toujours des effets aussi funestes : mais, en tout cas, une nourriture au-dessus des forces de l'estomac produit un effet contraire à celui qu'on en attendait; elle retarde le rétablissement, parce qu'elle empêche que la digestion ne s'achève et que les aliments ne profitent : de là un état de langueur accompagné de la perte de l'appétit, et dont il est aisé de comprendre les inconvénients.

Quand la maladie, au lieu d'aboutir à la convalescence, tend à entraîner la mort du malade, la nécessité des soins, loin de diminuer, redouble encore. En effet, si c'est un grand devoir d'aider son semblable à revenir à la santé, c'en est un plus grand encore d'adoucir ses derniers moments, et de ne rien négliger pour que la plus petite chance de guérison qui se présenterait puisse être mise à profit; car, comme dit le proverbe, *qui gagne temps gagne vie.*

Dans certains cas, la terminaison fatale de la maladie est prévue depuis quelque temps; dans d'autres, l'état du malade empire tout à coup et acquiert un haut degré de gravité qu'on n'avait pas attendu. Enfin, il est des maladies, telles que la fièvre typhoïde, la phthisie, et d'autres états qui épuisent peu à peu le malade, et où celui-ci s'éteint dans un moment où il semblait assez bien. Il est utile d'avoir connaissance de ces diverses possibilités, afin d'être toujours sur ses gardes et de ne pas être pris au dépourvu.

Certains symptômes, dans certaines maladies, sont pour l'ordinaire l'annonce d'un grand danger. Tels sont les convulsions, à la fin des maladies chroniques; le hoquet, dans les maladies du ventre; les selles de sang, dans la fièvre typhoïde; dans cette même maladie, la *carphologie,* c'est-à-dire l'acte de chercher, avec la main, du duvet dans l'air ou sur les draps du lit. Un grand affaissement, un grand refroidissement, une grande difficulté de la respiration, des selles que rien ne peut arrêter, sont encore d'un mauvais augure dans les maladies graves.

Lorsque, dans une maladie, surviennent des symptômes inattendus qui font craindre la mort, il faut se hâter de prévenir le médecin; et, si les secours de la Religion n'ont pas été donnés, ces symptômes deviennent un motif plus impérieux encore de ne plus tarder.

Dans la plupart des maladies, la mort est précédée d'un état qu'on appelle *agonie*, d'un mot grec qui signifie *combat*, parce que les forces de la vie, près de succomber, soutiennent une lutte suprême contre la mort. Dans cet état, qui d'ailleurs présente diverses variétés, les forces semblent abandonner le malade une à une; la respiration s'embarrasse de plus en plus, et, les mucosités bronchiques ne pouvant plus être expulsées, il en résulte ce qu'on appelle le *râle des agonisants*. La vue et l'ouie s'affaiblissent, la parole se perd, l'intelligence s'obscurcit. Mais quelquefois l'esprit demeure lucide au milieu de l'affaissement de la vue et de la parole, et il faut se garder de prononcer des paroles inconsidérées vis-à-vis des agonisants; ceci nous indique aussi qu'ils peuvent encore communiquer avec le prêtre dans bien des cas où on le croirait impossible, en répondant à ses questions par un signe, tel, par exemple, que de serrer la main.

Quelquefois la mort n'est qu'apparente. Ceci arrive surtout dans les accidents nerveux qui peuvent laisser une léthargie plus ou moins longue. On a vu ces léthargies durer des heures et des jours. Aussi, rien de plus imprudent que de se hâter d'ensevelir ceux qu'on croit morts, et de jeter sur leur visage un drap qui, s'ils vivent encore, nuit à l'entrée de l'air dans leurs poumons. Dans certaines syncopes, dans certaines asphyxies, particulièrement celle des noyés, le malade peut ne donner signe de vie qu'au bout de longues heures, pendant lesquelles il ne faut pas discontinuer de leur donner des soins.

Disons ici que, de tous les signes de la mort, il n'y en a qu'un seul de certain : c'est un commencement de décomposition du corps. Et quoique, dans un grand nombre de cas, l'ensemble des signes de la mort paraisse appréciable pour tout le monde, cependant, on doit regarder comme un devoir de haute prudence de ne procéder à l'inhumation qu'en s'entourant de toutes les conditions de certitude possibles : à ce sujet, on ne peut qu'applaudir aux mesures prises dans certaines localités, dont les cimetières ont une salle où les corps sont déposés avec toutes les précautions convenables, en attendant l'inhumation.

CHAPITRE II.

Des remèdes.

Nous aurons à considérer trois points dans les remèdes : 1° leurs propriétés, 2° les préparations auxquelles ils donnent lieu, et 3° le mode de leur administration.

Des propriétés des remèdes.

Les corps qui nous environnent, de même qu'ils peuvent, par leur action, contribuer à entretenir notre santé, ou, au contraire, à la troubler, peuvent aussi contribuer à son rétablissement en remettant, d'une manière quelconque, les forces vitales dans des conditions favorables pour revenir à l'état normal. A ce titre, les agents hygiéniques généraux, tels que la *chaleur*, le *froid*, l'*eau* et l'*air*, dirigés par une intention éclairée, sont les plus puissants des remèdes. Qui ne connaît, par exemple, les prodiges que l'on réalise avec l'eau, aux divers degrés de température, employée en boissons, en bains, en lotions, en douches, en frictions, en applications de tout genre? Est-il un seul accident, une seule maladie, où l'on puisse s'en pas-

ser ? En est-il où, employée ingénieusement,
elle ne supplée plus ou moins à ce qui manque?
De même, le choix des aliments, qui varient par
leurs propriétés, toniques, stimulantes, rafraîchissantes, etc., et la proportion dans laquelle
on les emploie, ont des effets puissants comme
remèdes. Celui qui n'apprécie pas la puissance
des agents hygiéniques, ne saura jamais soigner
un malade.

Mais il est, dans la nature, certaines substances qui ont une action plus marquée comme remèdes, et qui jouissent de propriétés essentiellement médicinales dont chaque jour on découvre un nouvel emploi, en rectifiant de plus en
plus les opinions qu'on s'est formées à leur
égard. Ces substances constituent ce qu'on appelle les *médicaments* proprement dits. Quelquefois, leur action bienfaisante a lieu d'une manière si merveilleuse, qu'on ne peut s'en rendre
compte par une explication satisfaisante ; mais
tous suivent une loi générale, c'est de n'opérer
qu'en rétablissant, d'une manière plus ou moins
appréciable pour nous, le jeu des fonctions de
l'organisme. C'est par cette loi commune que les
remèdes dont l'action semble la plus mystérieuse,
se relient à ceux dont l'effet se conçoit le plus
aisément.

Les remèdes se divisent en différentes classes,
suivant leurs effets sur notre organisme. Ainsi,
il en est qui rafraîchissent le sang ou relâchent

les tissus; ce sont les *adoucissants*, les *émol-lients*, les *tempérants*. Il en est qui stimulent les fonctions vitales, et qui, employés à une certaine dose, vont jusqu'à irriter, enflammer les tissus; ce sont les *excitants*. D'autres, sans exciter, donnent du *ton*, de la vigueur aux forces, de l'élasticité aux tissus; on les appelle *toniques*. Certains remèdes produisent dans le sang une altération, une modification profonde que la médecine utilise; de là le titre d'*altérants*. D'autres agissent en stupéfiant le système nerveux; ce sont les *narcotiques*. Certains stimulants influent sur le système nerveux de manière à en rétablir l'exercice normal, sans qu'on puisse bien expliquer le mode de leur action; ils ont reçu le nom d'*anti-spasmodiques*.

De plus, on a fait une classe à part de certains médicaments que l'on a appelés *évacuants*, parce qu'ils produisent l'évacuation du tube digestif par les vomissements ou les selles. On a aussi distingué, sous le nom de *vermifuges*, ceux qui ont la propriété de faire périr les vers intestinaux.

Les principaux ÉMOLLIENTS sont la *mauve*, la *guimauve* ou *althéa*, la *graine de lin*, les *fleurs de violettes* et de *bouillon-blanc*, qui servent, ainsi que l'*orge*, le *riz*, le *gruau d'avoine*, à préparer des tisanes adoucissantes. La *farine de lin*, la *mie de pain*, les différentes herbes émollientes, servent à préparer des cataplasmes qui produisent aussi un effet adoucissant. La *fécule de pommes de terre* et la *farine de riz*, sont aussi employées en cataplasmes dans certains cas particuliers.

Quant à ce qu'on appelle les *tempérants* ou *rafraîchissants*, on les obtient en mêlant à l'eau fraîche ou tiède les sucs des fruits acides : citrons, oranges, groseilles, cerises, framboises, etc., ou certains acides tirés de ces fruits.

On voit que l'eau est la base de tous les remèdes adoucissants et rafraîchissants. C'est elle qui porte dans la masse du sang les principes mucilagineux ou acidules qu'ils contiennent, et, de plus, elle agit par elle-même dans le même sens.

Le *sucre* et la *gomme* sont très-utiles dans ces remèdes. Le sucre les édulcore, la gomme leur communique un principe mucilagineux très-doux et très-délicat.

Nous devons ici une mention particulière à la *réglisse*, dont la racine, si connue, sert à édulcorer à peu de frais les tisanes, et dont l'extrait, non moins connu, jouit de propriétés adoucissantes aussi efficaces qu'économiques.

Les huiles douces, telles que l'*huile d'olive* et l'*huile d'amandes douces*, jouissent aussi de propriétés adoucissantes, tant intérieures qu'extérieures. Le *saindoux* frais, ou *axonge*, est aussi employé dans certains cas à l'extérieur comme adoucissant.

Les principaux EXCITANTS sont les plantes aromatiques, telles que la *menthe*, la *mélisse*, le *romarin*, la *sauge*, la *vanille*, la *cannelle*, le *poivre*, le *gingembre*, etc.

Certains excitants portent spécialement leur stimulation sur une fonction particulière : tels sont les *sudorifiques*, qui portent à la sueur, et les *diurétiques*, qui portent aux urines. Parmi les sudorifiques, nous citerons les bois de *gaïac* et de *sassafras*, les racines de *squine* et de *salsepareille*, la *bourrache* et les *fleurs de sureau;* parmi les diurétiques, le *nitrate de potasse*, la *pariétaire*, la racine de *chiendent*, les *baies de genévrier*, la *scille*. Il est une remarque très-importante à faire sur les sudorifiques et les diurétiques : c'est que leur action est loin d'être absolue, et qu'elle n'a lieu que dans certaines conditions, lorsque la nature s'y prête. Dans beaucoup de cas, le meilleur sudorifique est une boisson chaude et très-légèrement stimulante, telle que la bourrache, et le meilleur diurétique une tisane adoucissante, telle que l'infusion légère de graine de lin. Dans ces cas, les remèdes réputés de puissants sudorifiques ou diurétiques feraient plus de mal que de bien, surtout les diurétiques, qui sont ordinairement irritants.

Le *vin* et les *alcooliques* doivent être rangés parmi les remèdes excitants. On les appelle excitants *diffusibles*, à cause de la diffusion rapide de leur action dans l'économie.

Certains excitants, tels que la *moutarde* et

diverses plantes âcres, méritent le titre d'*irritants :* on s'en sert particulièrement pour produire l'irritation de la peau dans un but médical ou chirurgical. On peut rapprocher de ces médicaments l'*ammoniaque,* la *potasse,* les *acides* plus ou moins concentrés, le *nitrate d'argent* ou *pierre infernale,* etc.

Les TONIQUES ont été distingués en deux classes : 1° les *toniques purs,* parmi lesquels nous remarquons le *quinquina,* la *gentiane,* le *houblon* et les autres amers ; 2° les *toniques astringents,* dont les uns sont végétaux, tels que l'*écorce de chêne,* le *ratanhia,* le *cachou,* la *tormentille ;* les autres, minéraux, tels que l'*alun,* le *sulfate de fer,* l'*acétate de plomb.* Les toniques astringents sont ainsi nommés parce qu'ils resserrent les tissus. Observons que l'eau froide, convenablement employée, peut aussi exercer un effet astringent : c'est ainsi que nous l'avons vue, par exemple, remplacer l'eau de Goulard dans les brûlures, les contusions, les hémorrhagies. Les *acides végétaux* étendus, tels que le *vinaigre,* le *suc de citron,* jouissent aussi de propriétés astringentes.

Certaines plantes, telles que la *camomille* et l'*absinthe,* qui sont à la fois amères et aromatiques, sont excitantes par leur principe aromatique, et toniques par leur principe amer. Nous en dirons autant des écorces d'orange.

L'*huile de foie de morue,* qui agit en relevant

les forces dans certaines maladies où la constitution est affaiblie, peut être rangée parmi les toniques.

Les principaux ALTÉRANTS sont les *mercuriaux*, les *antimoniaux*, l'*or*, l'*iode*. L'emploi de ces remèdes est une des principales difficultés de l'art ; nous ne pouvons donc que les mentionner ici, pour l'instruction du lecteur.

Le principal NARCOTIQUE est l'*opium*, suc extrait du pavot blanc et venant en général de l'Orient. On en a retiré divers principes, dont le plus actif est la *morphine*. Les *solanées vireuses*, telles que la *belladone*, la *stramoine*, la *jusquiame*, ont des propriétés analogues, que la médecine utilise dans certains cas particuliers. La laitue possède des propriétés narcotiques très-douces, qui la font souvent employer comme calmant.

Quant aux ANTISPASMODIQUES, ou remèdes employés contre les *spasmes*, contre les troubles du système nerveux, cette classe se compose d'un certain nombre d'excitants spéciaux, qui semblent imprimer, par leur stimulation, une impulsion salutaire au système nerveux dérangé, et lui faire reprendre ainsi son état normal. Les principaux sont la racine de *valériane*, l'*éther*, le *musc*, le *camphre*, l'*asa-fœtida*, la *fleur* et la *feuille d'oranger*, la *fleur de tilleul*, l'*oxyde de zinc*.

Les ÉVACUANTS ont été divisés en *vomitifs* et

en *purgatifs*. Les vomitifs le plus ordinairement employés sont l'*émétique* et l'*ipécacuanha,* qui ont chacun leurs usages spéciaux. Quant aux purgatifs, on les distingue en différentes classes, qu'il n'est pas non plus indifférent d'employer l'une pour l'autre. Ainsi, le *sel d'Angleterre* (sulfate de magnésie), le *sel de Glauber* (sulfate de soude), le *citrate de magnésie,* (limonade purgative), agissent en excitant une surabondance de fluides dans le tube intestinal ; le *séné,* en sollicitant les contractions musculaires de l'intestin ; la *rhubarbe* est un purgatif en même temps amer et tonique ; l'*aloès* porte spécialement son irritation vers l'anus ; certains purgatifs, tels que le *jalap,* le *scammonée,* le *turbith,* la *coloquinte,* etc., sont appelés *drastiques,* à cause de la violence de leur action ; d'autres, tels que la *crème de tartre* et la *magnésie,* sont appelés *minoratifs,* à cause de leur action douce. Il est des substances qui purgent *par indigestion,* comme les *pruneaux,* la *casse,* le *tamarin,* l'*huile de ricin,* etc. Lorsqu'on voit de combien de manières les purgatifs agissent, on comprend combien il est imprudent de se purger à tort et à travers avec tel ou tel remède, en ne suivant pour guide qu'un caprice, et ne tenant pas compte des dispositions du corps qui exigent tel purgatif plutôt que tel autre.

Les principaux VERMIFUGES sont le *semen-contrà,* la *mousse de Corse,* la *coralline,* la *spigélie, l'absinthe,* la *tanaisie.* La *fougère-mâle,* l'écorce de *racine de grenadier* et le *cousso* s'emploient contre le *ténia* ou *ver solitaire.*

Nous avons vu que le *soufre* a une action spécifique sur les animalcules de la gale. Ce médicament est aussi très-utile, tant à l'intérieur qu'à l'extérieur, dans diverses maladies de la peau.

§ 2. De la préparation des remèdes.

Les substances que la nature nous offre ont besoin d'être préparées de diverses manières pour que leurs propriétés utiles puissent s'appliquer à l'organisme humain. Quelquefois la préparation se réduit à peu de chose ; dans d'autres cas, elle est tellement importante, que la découverte d'un bon procédé de préparation équivaut, en quelque sorte, à celle d'un remède nouveau. Mais jamais la préparation n'est une opération indifférente ; et, si simple qu'elle soit, elle peut, lorsqu'elle n'est pas convenablement faite, dénaturer, annuler, ou diminuer considérablement les vertus du médicament.

Certaines substances s'administrent, à l'intérieur ou à l'extérieur, réduites en *poudre* sèche ou diversement délayée ; d'autres se *dissolvent* dans l'eau ; on prépare la *pulpe* ou le *suc* de certaines plantes et de certains fruits.

Pour un grand nombre de remèdes, empruntés surtout au règne végétal, on emploie l'*infu-*

sion, la *décoction*, la *macération* dans divers liquides, qui se chargent de leurs principes médicamenteux.

L'*infusion* consiste à verser le liquide bouillant sur le médicament ; la *décoction*, à faire bouillir pendant un certain temps le médicament dans le liquide ; la *macération* est une infusion à froid. On appelle *digestion* une infusion prolongée pendant de longues heures, et même pendant plusieurs jours, à une douce chaleur continuellement entretenue. On comprend de quelle utilité peuvent être ces diverses préparations, suivant que les substances abandonnent avec plus ou moins de difficulté leurs principes actifs, et aussi suivant le genre de principe que l'on veut extraire, car assez souvent une même substance contient différents principes actifs.

Ainsi, l'infusion convient particulièrement pour les plantes aromatiques, dont le principe actif est volatil et s'évaporerait si on faisait bouillir la plante avec le liquide ; elle convient aussi en général à toutes les substances délicates, telles que les fleurs. La décoction, au contraire, s'emploie de préférence pour les parties plus dures, telles que les bois, les racines, les écorces, quand on n'a pas à craindre l'évaporation d'un arôme. Quant à la macération à froid, elle s'emploie particulièrement pour extraire les principes amers.

Pour donner une idée de l'action différente de

ces diverses opérations, supposons par exemple qu'il s'agisse de l'absinthe. Si on la traite par infusion, prolongée pendant une demi-heure, on lui prendra particulièrement son arôme; si on la laisse dans le liquide pendant plusieurs jours, on aura son principe amer très-développé.

Les liquides par lesquels on traite ordinairement les substances médicamenteuses, sont l'eau, le vin, l'eau de vie, l'alcool, la bière, les huiles. Le vin, la bière et les autres alcooliques ne s'emploient pas en décoction, parce qu'ils sont volatils et que cette opération leur ferait perdre de leurs principes; ils s'emploient en infusion, en digestion, en macération.

Le résultat de la macération ou de la digestion d'une plante ou d'une substance quelconque dans l'alcool, s'appelle *teinture* de cette plante ou de cette substance.

Lorsqu'on fait passer à la distillation dans un alambic l'eau ou l'alcool qui a digéré sur une plante, on a ce qu'on appelle l'*eau distillée* ou l'*alcoolat* de cette plante. L'alcoolat s'appelle aussi *esprit*. A propos de la distillation, disons quelques mots du *bain-marie*. On appelle ainsi un appareil composé de deux vases, dont l'un, posant sur le feu, contient de l'eau bouillante dans laquelle plonge l'autre vase, plus petit. Ce dernier vase, maintenu ainsi à la température toujours égale de l'eau bouillante, sert à distiller ou à faire bouillir les matières délicates qu'on ne veut pas exposer à brûler.

On appelle *essence* ou *huile essentielle*, la partie aromatique qui donne l'odeur à l'eau distillée ou à l'alcoolat. Ainsi, en distillant l'eau ou l'alcool sur la menthe ou la mélisse, on a l'eau distillée et l'alcoolat de menthe ou de mélisse ; et de cette eau distillée ou de cet alcoolat on peut retirer une huile volatile, qui est l'essence de ces plantes.

Lorsque, après avoir soumis une substance à la décoction ou à la macération, on fait évaporer le liquide, l'évaporation prolongée finit par laisser au fond du vase une matière épaisse, composée des principes que le liquide avait enlevés au médicament ; cette matière s'appelle *extrait*. L'extrait est *alcoolique* ou *aqueux*, suivant qu'il a été préparé par l'alcool ou par l'eau. On prépare aussi certains extraits en faisant évaporer le suc dépuré des plantes. Ces préparations, on le comprend, ne conviennent que pour les principes non volatils, qui ne craignent pas l'évaporation.

Lorsque, à la solution, à la décoction ou à l'infusion d'une substance, on ajoute une quantité convenable de sucre, on obtient ce qu'on appelle le *sirop* de cette substance. Certains sirops se préparent en ajoutant du sucre au suc dépuré. On appelle *sirop de sucre* ou *sirop simple*, une dissolution de deux parties de sucre dans une partie d'eau. Le sirop simple, outre qu'il est d'un emploi commode pour édulcorer les boissons, sert encore à préparer certains sirops médicamenteux; pour cela, il suffit d'y incorporer exactement une teinture ou un extrait.

Les *conserves* sont des médicaments qui diffèrent des sirops, en ce que certaines parties d'une plante s'y trouvent incorporées, *conservées*, dans le sucre.

Les principes médicamenteux peuvent aussi être dissous ou incorporés dans la graisse fondue; c'est ce qui forme les *pommades*. S'il y a dans la préparation un principe résineux, la pommade prend le nom d'*onguent*. Les *emplâtres* sont des composés dans lesquels entre un oxyde de plomb.

Lorsqu'on associe plusieurs préparations simples entre elles, on a ce que l'on appelle une préparation *composée*. Ainsi, l'eau distillée de tilleul, l'extrait de valériane et l'eau ou le sirop de fleurs d'oranger, pourront associer dans une potion leurs vertus antispasmodiques. Dans ces compositions, il importe de ne pas mettre ensemble des substances qui se neutralisent, qui ne s'allient pas entre elles, ou dont le mélange peut donner lieu à des composés nuisibles. C'est là ce qu'on appelle l'*art de formuler*.

On peut faire des tisanes et des sirops composés, en associant plusieurs médicaments dans une même tisane ou un même sirop. Le plus souvent les médicaments composés se prescrivent sous forme de *potion*, de *pilules* ou d'*électuaire*.

Les *potions* sont des préparations liquides ayant ordinairement quelque consistance, et qui s'administrent par cuillerées. On les appelle *mixtures* quand elles ne consistent que dans un simple mélange; on donne ordinairement le nom de *juleps* à certaines potions dont la gomme forme la base.

Les *pilules* sont de petites boules consistantes, destinées à être avalées d'un coup. On emploie ordinairement cette préparation pour les substances qui s'administrent sous un petit volume, et dont le goût serait plus ou moins désagréable.

Les *électuaires* sont des mélanges d'une consistance analogue à celle du miel ou de la conserve de sureau. On les prépare ordinairement avec du miel, des conserves, ou des poudres incorporées dans des sirops.

On réunit sous le nom d'*épithèmes* les différentes préparations que l'on applique sur la peau.

Nous allons maintenant donner les formules et le mode de préparation des médicaments simples et composés le plus généralement employés. Une grande partie de ces préparations doivent nécessairement être faites par le pharmacien. Cependant, il n'est pas inutile de les connaître, non-seulement à cause de ce qu'elles ont d'intéressant pour la curiosité, mais encore en ce qu'elles donnent le sens et l'intelligence des préparations plus faciles qu'on fait ordinairement dans les familles.

Sucs de plantes et de fruits.

Pour extraire le suc des herbes, on commence par les piler dans un mortier de marbre, puis on les soumet à une pression après les avoir enfermées dans un linge. On passe, à travers un filtre de papier préparé pour cet usage, le jus exprimé. Parmi les plantes dont on extrait ainsi le suc, nous citerons la *chicorée*, l'*oseille*, le *cerfeuil*. Pour les plantes dont le suc est trop épais ou n'est pas assez abondant, par exemple la *bourrache*, on ajoute un huitième d'eau après les avoir pilées, ce qui facilite l'extraction du suc.

L'extraction des sucs de fruits est très-simple; il n'est même pas toujours nécessaire de les écraser préalablement. Chacun sait, par exemple, comment s'extrait le suc des groseilles. Quant au suc des raisins, des pommes et des poires, dont on fait des boissons fermentées, on emploie, pour leur extraction, des instruments particuliers dont la description serait ici superflue, et qui appartiennent à l'industrie.

Certains sucs de fruits, employés en médecine, ont aussi besoin d'être abandonnés à la fermentation pendant trois ou quatre jours avant d'être exprimés et filtrés. Tels sont les sucs de nerprun, de sureau et de mûres.

PULPES.

On donne le nom de *pulpes* à des préparations de consistance molle, faites avec la chair des fruits et des plantes. Ces préparations sont en général simples et faciles. Le plus ordinairement elles consistent à ramollir la substance par la vapeur d'eau, à la piler dans un mortier de marbre, et à la passer ensuite à travers un tamis solide , contre lequel on la presse avec une cuiller de bois : c'est ce qu'on appelle *pulper*. C'est ainsi que se préparent les pulpes de *pruneaux*, d'*ognons*, de *lis*, de *dattes*, etc. Pour certaines pulpes, telles que celle de *carotte*, on emploie la râpe.

POUDRES.

Parmi les médicaments qui s'emploient en poudre, nous citerons la *magnésie*, la *limaille de fer*, le *calomel*, le *camphre*, le *quinquina*, l'*ipécacuanha*, la *rhubarbe*, le *jalap*, le *semen-contrà*, etc. Ces poudres se préparent de diverses manières.

Ainsi, les poudres de quinquina, d'ipécacuanha et beaucoup d'autres, se préparent par l'écrasement de la substance dans un mortier. La limaille de fer est *porphyrisée*, c'est-à-dire broyée en poudre impalpable sur un porphyre. Le camphre, qui est coriace, ne se pulvérise qu'après avoir été arrosé de quelques gouttes d'alcool, qui le font tomber en poussière. Certaines substances ont besoin, pour être pulvérisées, d'être unies à du sucre ou à quelque autre corps analogue.

Il est des poudres qu'on obtient par la *précipitation* chimique, c'est-à-dire en versant dans une dissolution contenant les éléments de la substance qu'on veut avoir, un réactif qui décompose la dissolution et en sépare cette substance sous forme d'une poudre très-fine qui se dépose, se *précipite* au fond du vase. Par exemple, le *peroxyde de fer hydraté*, contre-poison de l'arsenic, s'obtient par la précipitation d'une dissolution ferrugineuse ; on le recueille à l'état humide qu'on appelle *gélatineux*, et qui le rend très-propre à se délayer dans l'eau pour être administré. La *magnésie* s'obtient de même dans un état où elle est facile à délayer, par la précipitation d'une dissolution magnésienne.

TISANES.

Les tisanes se préparent par infusion ou par décoction. Nous avons vu plus haut comment ces opérations s'exécutent.

Tisanes à préparer par infusion.

Bouillon-blanc, guimauve, mauve, tilleul, violettes, tussilage. — *Fleurs*, 8 grammes ; eau bouillante, 1 litre. *Infusion d'une heure.*

Arnica, camomille, sureau, coquelicot. — *Fleurs*, 4 grammes; eau bouillante, 1 litre. *Infusion d'une heure.*

Hyssope, lierre terrestre, mélisse, origan, sauge. — *Feuilles* et *fleurs*, 8 grammes; eau bouillante, 1 litre. *Infusion d'une heure.*

Bourrache, capillaire, chicorée, fumeterre, oranger, pariétaire, pensée sauvage, saponaire. — *Feuilles* ou *herbe*, 12 grammes; eau bouillante, 1 litre. *Infusion d'une heure.*

Semences d'anis, baies de genévrier, écorces d'oranges amères, graine de lin. — 8 grammes pour 1 litre d'eau bouillante. *Infusion de deux heures.*

Valériane, polygala de Virginie. — *Racine*, 8 grammes; eau bouillante, 1 litre. *Infusion de deux heures.*

Racine de chicorée sauvage, de guimauve, de patience, de raifort (rac. fraîche), de saponaire, de squine, de bardane, d'angélique, d'asperge; écorce de quinquina; bourgeons de sapin. — 20 grammes pour 1 litre d'eau bouillante. *Infusion de trois heures.*

Tisanes à préparer par décoction.

Tisanes de chiendent et de consoude. — 20 grammes de racine contusée. *Ebullition d'une heure*, avec quantité suffisante d'eau pour obtenir un litre de tisane.

Tisanes de riz, d'orge, de gruau d'avoine. —
15 grammes dans une quantité suffisante d'eau
pour obtenir un litre de tisane quand le grain
est crevé.

Bouillon de veau. — Rouelle de veau, 125
grammes; eau, 1 litre. Cuire à une douce chaleur pendant deux heures dans un vase couvert.

Bouillon aux herbes. — Oseille, 50 grammes;
laitue, poirée, cerfeuil, de chaque 20 grammes;
faites cuire ces plantes, lavées et coupées, dans
1,250 grammes d'eau; ajoutez beurre et sel, de
chaque 2 grammes; passez à travers un linge.

ÉMULSIONS.

Emulsion simple ou *lait d'amandes.* Amandes douces, dépouillées de leur pellicule, 32
grammes; sucre blanc, 32 grammes; eau froide,
1 litre. — On pile les amandes avec une petite
quantité d'eau dans un mortier de marbre; lorsqu'elles sont en pâte très-fine, on délaie avec le
reste de l'eau; on ajoute le sucre et on passe à
travers une étamine. — On sépare les amandes
de leur pellicule en les faisant tremper dans l'eau
bouillante.

GOMMES ET FÉCULES.

Eau de gomme. — Gomme, 15 à 20 grammes
pour un litre d'eau. La gomme se dissout à froid
ou à chaud.

Le *tapioka* se cuit dans l'eau, dans le lait, dans le bouillon, après avoir trempé quelques heures près du feu.

La *fécule de pommes de terre* se délaie d'abord dans le liquide. Elle épaissit beaucoup par la cuisson ; mais la portion préparée ne peut se conserver.

La *semoule* et le *vermicelle* se jettent dans le liquide bouillant, où ils cuisent en quelques instants.

VINS, BIÈRES, VINAIGRES MÉDICINAUX.

Vin d'absinthe. — Feuilles sèches d'absinthe incisées, 32 grammes ; arrosez avec 32 grammes d'alcool à 31° Cart. (80° Cent.) ; après 24 heures de contact, ajoutez un kilogramme de vin blanc généreux ; faites macérer pendant deux jours ; passez, exprimez et filtrez au papier.

Vin de quinquina tonique. — Quinquina gris concassé, 64 grammes ; mettez en contact avec alcool 125 grammes pendant 24 heures ; ajoutez : vin, 1 kilogramme ; faites macérer pendant 15 jours.

Le *vin de quinquina fébrifuge* se prépare avec le quinquina jaune, qui contient beaucoup de quinine.

Vin aromatique. — Espèces aromatiques (sauge, thym, serpolet, hyssope, menthe aquatique, origan commun, absinthe), 125 grammes ; vin rouge, 1 kilogramme ; alcoolat vulnéraire,

64 grammes. Macérez et filtrez. Ce vin s'emploie
à l'extérieur, en fomentations toniques et réso-
lutives. — Quant à l'*alcoolat vulnéraire*, il renferme aussi le principe actif d'un grand nombre
de plantes aromatiques.

Vin antiscorbutique. — Raifort, 32 grammes ; feuilles récentes de cochléaria, cresson de
fontaine, trèfle-d'eau, semences de moutarde
noire, de chaque 16 grammes ; hydrochlorate
d'ammoniaque, 8 grammes ; vin blanc généreux,
1 kilogramme. Faites macérer pendant 5 jours.
Ajoutez : alcoolat de cochléaria composé, 16
grammes. — Dose, 32 à 125 grammes.

Bière de quinquina. — Quinquina jaune pulvérisé, 50 grammes ; sucre, 250 grammes ; eau,
3 kilogrammes. Laissez le tout fermenter pendant quatre ou cinq jours, et filtrez. — Dose,
trois ou quatre tasses par jour.

Bière amère. — Bourgeons de sapin du nord,
15 grammes ; feuilles d'absinthe et racine de gentiane, de chaque 10 grammes. Macérez deux ou
trois jours dans 2 1/2 kilogrammes de bière.

Bière antiscorbutique (bière sapinette). —
Raifort récent, 64 grammes ; cochléaria et bourgeons de sapin, de chaque 30 grammes ; alcoolat
de cochléaria, 60 grammes ; bière nouvelle, 2
kilogrammes. Faites macérer le tout pendant
quatre ou cinq jours, filtrez et conservez.

Vinaigre framboisé. — Framboises, 1,500
grammes ; vinaigre rouge très-fort, 1,000 gram-

mes. Faites macérer dans un vase de verre ou de porcelaine pendant quatre jours ; passez sans expression et filtrez. On préparera de même les vinaigres avec les autres fruits rouges. Ces vinaigres servent à faire des sirops très-agréables ; on y ajoute, pour cela, un peu moins du double de leur poids de sucre blanc (940 grammes sur 500).

Vinaigre aromatique. — Espèces aromatiques, 100 grammes ; vinaigre blanc, 1 litre. Faites macérer pendant dix jours ; passez et filtrez. Il s'emploie à l'extérieur, mêlé à 10 ou 20 fois son poids d'eau, pour combattre la démangeaison qui accompagne certaines maladies de la peau.

Vinaigre camphré. — Camphre, 32 grammes ; vinaigre très-fort, 1,250 grammes. Pulvérisez préalablement le camphre avec un peu d'acide acétique concentré, dans un mortier de verre ; puis ajoutez peu à peu le vinaigre. Filtrez après avoir laissé le tout quelques jours dans un flacon bouché.

Teintures alcooliques et éthérées.

Teintures alcooliques d'absinthe, de rhubarbe, de valériane, de quinquina gris. — 125 grammes de substance pour 500 grammes d'alcool à 21° Cart. (56° Cent.) Faites macérer pendant 15 jours ; passez avec expression, filtrez.

Teintures de cannelle, de safran, de vanille,

de girofle, de gingembre, de musc, d'ambre gris.
— 125 grammes de matière pour 500 grammes
d'alcool à 31° Cart. (80° Cent.)

Teintures de benjoin, de baume de tolu et
autres baumes, d'assa-fœtida, de myrrhe et de
toutes les autres gommes-résines. — 125 grammes de matière pour 500 grammes d'alcool à
34° Cart. (86° Cent.)

Teintures éthérées de valériane, de casto-
réum, de musc, de succin, d'assa-fœtida, d'am-
bre gris. — 125 grammes de matière pour 500
grammes d'éther sulfurique. La teinture éthérée
de valériane se fait par la filtration de l'éther à
travers la poudre dans un entonnoir de verre
d'une forme particulière, qu'on appelle *appa-*
reil de déplacement; les autres, par la macération de la substance pendant quatre jours, suivie
de la filtration. Dans ces préparations, l'entonnoir sera exactement couvert, à cause de la volatilité de l'éther.

EAUX DISTILLÉES.

Les variétés de leur préparation tiennent au
plus ou moins de liquide qu'il faut y mettre et
en retirer par la distillation, et au plus ou moins
de temps pendant lequel le liquide doit être laissé
préalablement en contact avec les substances.
La règle principale est de ne pas exposer ces
substances à brûler au fond de l'alambic, ce qui

dénaturerait l'eau distillée. Le bain-marie trouve souvent ici son utilité.

Eaux distillées de menthe, d'hyssope, de mélisse, d'armoise. — 1 kilogramme de sommités fraîches de ces plantes; eau commune, quantité suffisante pour qu'en distillant à la vapeur on obtienne 1 kilogramme d'eau distillée. Pour distiller à la vapeur, on suspend les plantes dans la cucurbite de l'alambic, à l'aide d'un appareil en fil de fer, de telle sorte qu'elles ne touchent pas l'eau. L'eau de rose et celle de coquelicots se préparent de la même manière, avec les pétales de ces fleurs.

Eaux de lavande, de sauge, de thym, de tanaisie, d'absinthe, de lierre terrestre. — Sommités fleuries et fraîches, 1 kilogramme; eau commune, quantité suffisante pour que le produit soit de 2 kilogrammes.

Eaux de semences d'anis, de fenouil, d'angélique, de baies de genévrier, de racine de valériane. — 1 kilogramme de substance; eau, quantité suffisante pour avoir 4 kilogrammes de produit.

Eaux de cannelle, de girofles. — 1 kilogramme de substance; faites macérer 12 heures dans 8 kilogrammes d'eau commune; distillez à feu nu en faisant bouillir doucement jusqu'à ce qu'il y ait 4 kilogrammes de produit.

Eaux de laitue, de bourrache, de plantain, de bluet, de pariétaire et autres plantes inodo-

res. — Les plantes doivent être pilées et mises dans l'alambic avec le double de leur poids d'eau. On en retire leur poids d'eau distillée, en faisant bouillir à un feu modéré.

ALCOOLATS OU ESPRITS.

Alcoolats de cannelle, de girofles, de muscade. — La substance, réduite en poudre grossière, doit macérer pendant 4 jours dans 8 fois son poids d'alcool à 31° Cart. (80° Cent.) On distille au bain-marie jusqu'à ce qu'on ait obtenu, sous forme d'alcoolat, la presque totalité de l'alcool employé.

Alcoolats de romarin, de menthe poivrée, de mélisse, de lavande. — On fait macérer les sommités fleuries et fraîches de ces plantes, pendant 4 jours, dans 3 fois leur poids d'alcool à 31° Cart. (80° Cent.), en ajoutant leur poids d'eau distillée de la plante. On distille au bain-marie, jusqu'à ce qu'on ait obtenu deux fois et demie leur poids d'alcoolat.

Alcoolats d'écorces d'oranges, de citrons, de cédrats, de bergamotes. — On fait macérer pendant deux jours le zeste frais de ces fruits dans 6 fois son poids d'alcool à 31° Cart. (80° Cent.); on distille au bain-marie jusqu'à siccité, c'est-à-dire jusqu'à ce qu'il ne reste plus de liquide dans l'alambic.

ESSENCES OU HUILES ESSENTIELLES.

On les obtient, soit par la redistillation des eaux distillées sur des corps avides d'eau, soit en mettant les plantes d'où elles proviennent en contact avec des corps avides de l'essence, qu'on sépare ensuite par la distillation. Plusieurs de ces préparations offrent de grandes difficultés.

Avec les essences et le sucre, on forme ce qu'on appelle des *oléo-saccharum,* produits qui se dissolvent dans l'eau et servent à aromatiser. Ainsi, par exemple, on obtient un excellent oléo-saccharum d'écorces d'orange ou de citron, en frottant du sucre blanc sur ces écorces.

HUILES MÉDICINALES.

Huile de camomille. — Prenez 64 grammes de fleurs de camomille romaine ; faites digérer pendant deux heures avec huile d'olive 500 grammes, dans un vase couvert, à la chaleur du bain-marie, en agitant de temps en temps. Passez avec expression et filtrez. On prépare de même l'*huile de sommités d'absinthe.*

Huiles narcotiques de ciguë, de belladone, de jusquiame, de stramoine. — On fait chauffer, sur un feu très-doux, les feuilles fraîches et pilées de ces plantes, avec deux fois leur poids d'huile d'olive, jusqu'à ce que l'eau de végétation soit dissipée ; on laisse ensuite digérer pendant deux heures ; on passe avec expression et on filtre.

Le *baume tranquille* est une huile médicinale composée, où entrent, avec la jusquiame et les autres solanées vireuses, quelques plantes aromatiques.

SIROPS.

Pour qu'un sirop se conserve bien, il faut qu'il ait le degré de concentration convenable, c'est-à-dire qu'il contienne la quantité voulue de sucre, ni plus ni moins. Trop peu concentré, il fermente ; trop concentré, il dépose des cristaux qui en attirent d'autres, ce qui finit par le mettre au-dessous du degré convenable.

Sauf quelques exceptions, un sirop doit être limpide.

Les sirops se préparent par simple solution ou par coction. Dans le premier cas, il faut employer le sucre blanc ; quand on prépare le sirop par la coction, on emploie des sucres de différente qualité, et divers procédés de clarification qu'il serait trop long de détailler ici.

Voici les préparations de divers sirops souvent employés.

Sirop de sucre ou *sirop simple.* — On le prépare en faisant dissoudre à froid un kilogramme de sucre dans un demi-kilogramme d'eau pure. Si le sucre n'est pas bien blanc, on ajoute 64 grammes de charbon animal préparé, et l'on filtre au papier après 12 heures de contact.

Sirops de fleurs d'oranger, de cannelle, de menthe. — Dissoudre à froid deux parties de sucre blanc dans une partie d'eau distillée de ces plantes. Filtrer au papier.

Sirops de limons, d'oranges, de cerises, de pommes, de groseilles, de coings. — Dissoudre, à une douce chaleur, 940 grammes de sucre blanc dans un demi-kilogramme de suc dépuré de ces fruits. — Les sirops de *vinaigre* et de *vinaigre framboisé,* se préparent d'après les mêmes règles. — Ordinairement, on aromatise le sirop de limons avec la teinture alcoolique d'écorces fraîches de citrons, et celui d'oranges avec la teinture d'écorces fraîches d'oranges.

Sirops de chou-rouge, de fleurs de pêcher, de cresson, de cochléaria, de pointes d'asperges. — On les prépare en dissolvant, à la chaleur du bain-marie, un kilogramme de sucre blanc dans un 1/2 kilogramme de suc dépuré.

Sirops de violettes, de coquelicots, d'œillets. — On les prépare avec une forte infusion des fleurs, faite au bain-marie pendant 12 heures. Le poids du sucre, double de celui de l'infusion.

Sirops de guimauve et de consoude. — On fait macérer la racine à froid dans 6 fois son poids d'eau, et l'on mêle 200 grammes de cette macération à 1 kilogramme de sirop simple, que l'on recuit jusqu'à la consistance de sirop.

Sirops de fumeterre et de nerprun. — On mêle parties égales de suc de fumeterre, ou de suc de baies de nerprun, et de sucre, et l'on fait cuire jusqu'à consistance de sirop.

Ainsi que nous l'avons dit plus haut, certains sirops médicamenteux se préparent par le simple mélange d'un extrait ou d'une teinture avec le sirop simple.

Le sirop de quinquina au vin se prépare par la dissolution de l'extrait de quinquina dans le vin de Lunel. Quant au sirop de quinquina à l'eau, il se prépare par la décoction.

EXTRAITS.

Il serait sans intérêt de donner ici la préparation des extraits, qui est du domaine exclusif du pharmacien. Mentionnons, en passant, les *robs,* ou extraits obtenus avec le suc de fruits, évaporé au bain-marie en consistance de miel épais : tel est, par exemple, le *rob de sureau.*

POTIONS, LOOCHS, JULEPS.

Les remèdes de ce genre varient à l'infini dans leur composition. En voici quelques formules.

Potion antispasmodique. — Eau de tilleul et eau de fleurs d'oranger, de chaque 64 grammes; éther sulfurique, 2 grammes; sirop de fleurs d'oranger, 32 grammes. A prendre par cuillerées.

Potion anti-émétique de Rivière. — Elle se compose de deux potions : d'une part, 2 grammes d'acide citrique dissous dans 60 d'eau, et 25 de sirop de sucre; d'autre part, 2 grammes de bi-carbonate de potasse dissous dans 60 d'eau. On administre successivement une cuillerée d'une des deux solutions et une cuillerée de l'autre, ce qui produit un dégagement d'acide carbonique dans l'estomac. — C'est par le même principe qu'on obtient une limonade gazeuse, en dissolvant instantanément dans 1 litre d'eau 5 grammes d'acide citrique, 50 grammes de sucre râpé, et 2 grammes de bi-carbonate de soude. On en obtient encore une autre en remplaçant l'acide citrique par l'acide tartrique, mais il suffira d'un gramme 25 centigrammes de cet acide pour 2 grammes de bi-carbonate.

Potion calmante. — Eau distillée de laitue, 125 grammes; sirop de fleurs d'oranger, 24 grammes; sirop d'opium, 8 grammes. — *Autre.* Eau de laitue et eau de tilleul, de chaque 50 grammes; eau de fleurs d'oranger, 10 grammes; sirop diacode, 30 grammes.

Potion cordiale. — Vin rouge, 125 grammes; teinture de cannelle, 8 grammes; sirop de sucre, 25 grammes.

Potion stimulante. — Essence de menthe, 2 grammes; dissolvez dans alcool, 10 grammes; mêlez avec sirop de gomme, 100 grammes; eau de cannelle, 50 grammes.

Potion tonique. — Sirop de quinquina, 25 grammes; alcoolat de mélisse composé, 8 grammes; eau de menthe, 30 grammes; eau, 100 grammes.

Potion purgative. — Follicules de séné, 6 grammes; infusez pendant un quart-d'heure dans eau bouillante, 100 grammes. Passez, et faites dissoudre : sulfate de soude, 16 grammes; manne, 60 grammes.

Potion gommeuse ou *julep gommeux.* — Gomme arabique, 8 grammes; sirop de sucre, 24 grammes; eau de fleurs d'oranger, 4 grammes; eau, 125 grammes.

Looch blanc de Paris. — 18 amandes douces et deux amandes amères, mondées de leur pellicule; faites-en une émulsion avec 125 grammes d'eau commune et 16 grammes de sucre blanc, dont une partie est mise en réserve pour être triturée avec 8 grammes de gomme adragant; cette trituration étant faite, on ajoute 16 grammes d'huile d'amandes douces, puis l'émulsion, puis enfin 16 grammes d'eau de fleurs d'oranger, en ayant soin de triturer continuellement.

PILULES ET PASTILLES.

On en peut composer aussi une grande variété. Voici quelques formules, prises parmi les plus connues :

Pilules d'aloès. — On peut faire des pilules

d'aloès pur, de 10 à 15 centigrammes, ou associer l'aloès à diverses substances, comme dans les deux formules suivantes.

Pilules amères. — Extrait de trèfle-d'eau et extrait de rhubarbe, de chaque 3 grammes ; poudre d'aloès, 2 grammes ; poudre de rhubarbe, quantité suffisante pour la consistance pilulaire. Faites des pilules de 15 centigrammes (3 grains).

Pilules ante-cibum. — Poudre d'aloès, 24 grammes ; extrait de quinquina, 12 grammes ; poudre de cannelle, 4 grammes ; sirop d'absinthe, quantité suffisante pour la consistance pilulaire. Faites des pilules de 20 centigrammes (4 grains).

Pilules ferrugineuses. — Limaille de fer porphyrisée, 4 grammes ; extrait d'absinthe, quantité suffisante. Faites 36 pilules, dont chacune contiendra environ 2 grains, ou 10 centigrammes, de limaille de fer.

Autres pilules ferrugineuses. — Sous-carbonate de fer, 4 grammes ; poudre de cannelle, 5 décigrammes ; extrait mou de gentiane, quantité suffisante. Faites 30 pilules.

Pilules anti-névralgiques de Méglin. Extrait de jusquiame, extrait de valériane, oxyde de zinc, de chaque 2 grammes. Faites 36 pilules.

Pilules fébrifuges. — Sulfate de quinine, 6 décigrammes ; extrait d'absinthe, quantité suffisante. Faites 6 pilules, dont chacune contient un décigramme, ou deux grains, de sulfate de quinine.

Tablettes d'ipécacuanha. — Poudre d'ipécacuanha, 32 grammes ; sucre très-blanc, 1,470 grammes ; mucilage de gomme adragant à l'eau de fleurs d'oranger, quantité suffisante pour la consistance nécessaire. Faites des tablettes de 6 décigrammes (12 grains).

Tablettes de soufre. — Soufre lavé, 64 grammes ; sucre en poudre, 500 grammes ; mucilage de gomme adragant à l'eau de roses, quantité suffisante. Faites des tablettes d'un gramme (18 grains).

Pastilles ferrugineuses au chocolat. — Limaille de fer porphyrisée, 100 grammes ; chocolat, 200 grammes ; safran, 20 grammes. Faites des pastilles d'un gramme.

Chocolat ferrugineux. — Fer réduit par l'hydrogène, 100 grammes ; pâte de chocolat, 5 kilogrammes. Ce chocolat ne peut être trempé, mais il est très-agréable à manger par morceaux.

ÉLECTUAIRES.

Electuaire vermifuge. — Semen-contrà ou fleurs de tanaisie, 16 grammes ; poudre de valériane, 8 grammes ; poudre de racine de jalap et sulfate de potasse, de chaque 6 grammes ; oxymel scillitique, quantité suffisante pour la consistance d'un électuaire. Cet électuaire s'emploie, suivant des règles tracées par Bremser, contre les différents vers intestinaux. On le prend par cuillerées à café.

Electuaire antispasmodique. — Valériane en poudre, 50 grammes; sirop de sucre, quantité suffisante pour la consistance d'un électuaire. A prendre gros comme une noisette, matin et soir, dans du pain azyme.

Autre électuaire antispasmodique. — Poudres de valériane et de feuilles d'oranger, de chaque 20 grammes. Mêlez, et, avec suffisante quantité de sirop, faites un électuaire. S'emploie à la dose de 4 à 10 grammes, deux ou trois fois par jour.

La célèbre *thériaque,* que nous ont léguée les Anciens, est un électuaire dans lequel il entre une multitude de substances.

GARGARISMES.

Gargarisme astringent de Bennati. — Alun, 5 grammes; décoction d'orge, 300 grammes; sirop diacode, 20 grammes. On y ajoute souvent 30 grammes de sirop de mûres ou de miel rosat.

Autre gargarisme alumineux. — Roses rouges, 8 grammes, faites infuser pendant une heure dans 250 grammes d'eau bouillante; passez avec expression; ajoutez 4 grammes d'alun et 30 grammes de miel rosat.

L'alun, en poudre très-fine, peut être employé en insufflations dans la gorge.

Gargarisme au vinaigre. — Vinaigre blanc, 20 grammes; miel rosat, 50 grammes; décoction d'orge, 200 grammes.

Gargarisme détersif avec le borax. — Borate de soude, 8 grammes; décoction d'orge, 750 grammes; sirop de gomme, 32 grammes.

Gargarisme astringent avec le borax. — Borax, 8 grammes; eau de roses, 250 grammes; miel rosat, 32 grammes.

COLLYRES.

Collyre avec le sulfate de zinc. — Sulfate de zinc, 1 gramme; eau distillée de roses, 125 grammes.

Collyre à la pierre divine. — Pierre divine, 1 gramme; faites dissoudre dans eau de roses, 250 grammes. — La pierre divine est un composé de parties égales de sulfate de cuivre, de nitrate de potasse et d'alun fondus ensemble, et auxquels on incorpore un peu de camphre en poudre lorsqu'ils commencent à se refroidir.

Collyre avec l'acétate de plomb. — Eau distillée de roses et eau distillée de plantain, de chaque 50 grammes; acétate de plomb cristallisé, 3 décigrammes (6 grains).

Collyre avec le sous-acétate de plomb liquide. — Sous-acétate de plomb liquide (extrait de

Saturne), 6 gouttes ; eau de plantain, 200 grammes ; mucilage de gomme arabique, 30 grammes. Ce collyre doit être mêlé et agité chaque fois qu'on s'en sert.

Collyre avec le nitrate d'argent. — 25 milligrammes à 1 décigramme de nitrate d'argent pour 20 grammes d'eau distillée. La dose de nitrate d'argent varie d'ailleurs à l'infini suivant les cas, et suivant les intentions du médecin.

Collyre opiacé. — Eau de roses, 125 grammes ; extrait d'opium, 2 décigrammes.

Collyre anodin. — Teinture de safran, 2 grammes ; eau de roses, 100 grammes ; laudanum de Sydenham, 1 gramme.

Collyre émollient. — Racine de guimauve, 4 grammes ; faites bouillir dans suffisante quantité d'eau commune pour obtenir 120 grammes de liqueur.

Collyre résolutif. — Eau de roses et infusion de mélilot, de chaque 50 grammes.

LAVEMENTS.

Lavement émollient. — Espèces émollientes (Feuilles de mauve, guimauve, bouillon-blanc, seneçon commun, pariétaire), 30 grammes. Faites bouillir pendant 10 minutes dans une quantité d'eau suffisante pour obtenir un demi-litre de produit, et passez.

Lavement avec le lin. — Semences de lin,

15 grammes. Faites bouillir pendant un quart-d'heure dans une quantité d'eau suffisante pour obtenir un demi-litre de produit, et passez.

Lavement avec l'amidon. — Amidon, 15 grammes; eau commune, 500 grammes. Délayez l'amidon dans 200 grammes d'eau froide; portez le reste de l'eau à l'ébullition; retirez-la du feu et versez-la sur le mélange d'eau et d'amidon.

Lavement avec le son. — Son, 60 grammes; eau, 620 grammes. Faites bouillir pendant quelques minutes, et passez avec expression.

Lavement gélatineux. — Colle de Flandre, 15 grammes; eau commune, 500 grammes. Faites dissoudre à chaud.

Lavement d'assa-fœtida. — Assa fœtida, 5 grammes; triturez avec un jaune d'œuf, et ajoutez, peu à peu, décoction de guimauve 250 grammes.

Lavement purgatif. — Feuilles de séné, 15 grammes; faites infuser pendant une heure dans 500 grammes d'eau; passez, et ajoutez 15 grammes de sulfate de soude. Lorsqu'on est pressé, on peut, au lieu d'infuser le séné, le faire bouillir doucement pendant un quart-d'heure.

CATAPLASMES.

Cataplasme de farine de lin. — La farine de lin sera délayée avec l'eau chaude, qu'on versera peu à peu, à mesure qu'elle sera absorbée. On recommande généralement aujourd'hui de ne pas le faire cuire, mais seulement chauffer quand le besoin l'exige. Il faut observer aussi que la farine de lin doit être bien fraîche, particulièrement lorsque la peau est disposée à s'enflammer.

Cataplasme de fécule. — Fécule de pommes de terre, 60 grammes; eau commune, 500 grammes. Mettez l'eau sur le feu, et, quand elle entrera en ébullition, versez-y brusquement la fécule, que vous aurez délayée dans 60 à 100 grammes d'eau froide. Faites jeter un ou deux bouillons, et retirez du feu. — Ce cataplasme, très-doux, convient surtout dans certaines inflammations de la peau.

Cataplasme maturatif. — Farine de lin, 100 grammes; faites un cataplasme avec suffisante quantité de décoction d'espèces émollientes; puis incorporez : pulpe d'ognon de lis et pulpe de feuilles d'oseille, de chaque 50 grammes; onguent basilicum, 30 grammes. On applique ce cataplasme sur les tumeurs dont on veut hâter la suppuration.

Cataplasme sinapisé. — On le prépare en saupoudrant de farine de moutarde un cataplasme de farine de lin.

Sinapisme. — Farine de moutarde, 120 grammes; eau tiède, quantité suffisante.

Il est une remarque très-importante à faire, au sujet de l'application de la moutarde : c'est que son principe âcre et rubéfiant ne se développe que par le contact de l'eau froide ou à peine chaude ; et alors il agit avec une force extrême. Aussi, ne faut-il pas laisser longtemps en contact avec la peau la moutarde ainsi préparée. Souvent, dix minutes d'application suffisent. Cela dépend, d'ailleurs, du plus ou moins de finesse de la peau, et de l'état plus ou moins récent de la farine de moutarde. En tout cas, c'est un remède dont on doit surveiller attentivement l'effet ; car, d'une part, il importe que cet effet soit produit avec l'énergie nécessaire ; d'autre part, s'il était porté au-delà de certaines limites, il pourrait en résulter des accidents graves, des plaies très-douloureuses et très-longues à guérir.

Observons aussi que le vinaigre et les autres acides affaiblissent, comme l'eau trop chaude, l'action de la moutarde.

On peut varier à l'infini la composition des cataplasmes, en y incorporant diverses substances, en les délayant avec les décoctions de certaines plantes, en les préparant avec les feuilles cuites de ces plantes, etc.

POMMADES ET ONGUENTS.

Axonge balsamique. — On la prépare en chauffant au bain-marie, pendant deux heures, 20 grammes de benjoin en poudre, et autant de baume de tolu divisé, dans 1 kilogramme d'axonge nouvellement fondue. On agite à plusieurs reprises; on passe sans exprimer, et on agite de temps en temps pendant le refroidissement. Cette préparation préserve efficacement l'axonge de la rancidité.

Pommade rosat. — Graisse de porc lavée plusieurs fois à l'eau de roses, 1 kilogramme; pétales de roses pâles, 2 kilogrammes; racine d'orcanette, 32 grammes. Faites digérer au bain-marie; passez à travers un linge. — Le *cérat à la rose* se prépare de la même manière, avec : huile d'amandes douces, 100 grammes; cire blanche, 50 grammes; orcanette, 5 grammes. On y ajoute, pendant le refroidissement, quelques gouttes d'essence de roses.

Cérat simple. — Huile d'amandes douces, 375 grammes; cire blanche, 125 grammes. Faites fondre au bain-marie.

Cérat de Galien. — La cire blanche y est unie à quatre fois son poids d'huile d'amandes douces, et à 3 fois son poids d'eau de roses, qu'on ajoute peu à peu en agitant continuellement, pendant que le cérat refroidit doucement dans un mortier où on l'a versé. Ce cérat est donc plus mou que le cérat simple.

Cérat de Saturne ou *de Goulard.* — Se prépare par le mélange de 4 grammes de sous-acétate de plomb liquide et de 32 grammes de cérat de Galien.

Cérat opiacé. — On le prépare en incorporant 4 grammes de laudanum de Sydenham dans 30 grammes de cérat simple.

Cold-cream. — Huile d'amandes récente, 50 grammes ; cire blanche récente, 15 grammes ; eau de roses, 20 grammes ; essence de roses, 10 gouttes ; teinture de benjoin, 5 grammes ; teinture d'ambre, 2 grammes. On mêlera ces substances avec le plus grand soin, en observant les précautions indiquées ci-dessus. — Le *cold-cream* est un cosmétique agréable et utile pour combattre les irritations de la peau. Il remplace, pour les pansements, le cérat ordinaire avec beaucoup d'avantages.

Pommade ophthalmique. — Onguent rosat, 20 grammes ; précipité rouge de mercure (deutoxyde), 1 gramme. Mêlez avec grand soin. — Gros comme un petit pois sur le bord des paupières, dans les ophthalmies chroniques. Il existe plusieurs autres formules dont le deutoxyde de mercure est le principe actif.

Pommade au goudron. — Goudron, 100 grammes ; axonge, 300 grammes. Mêlez. La dose de goudron peut être augmentée ou diminuée, suivant la susceptibilité de la peau.

Pommade ammoniacale de Gondret. — On fait fondre, à une douce chaleur, dans un flacon bouché à l'émeri, 32 grammes de suif et autant d'axonge ; puis on y ajoute 64 grammes d'ammoniaque liquide à 25°, et on agite jusqu'à parfait refroidissement. Cette pommade, récente et bien préparée, agit sur la peau avec une énergie extrême ; elle détermine très-promptement une vésication, et bientôt une escarre si on la laisse agir. C'est donc, dans certains cas, un précieux moyen.

Pommade sulfuro-alcaline contre la gale. — Soufre sublimé, 200 grammes ; sous-carbonate de potasse, 100 grammes ; axonge, 800 grammes. — Le sous-carbonate de potasse doit être dissous dans un peu d'eau avant d'être incorporé à l'axonge, sinon il produit une grande irritation à la peau.

Pommade à la belladone. — On la prépare en mêlant l'extrait de belladone à l'axonge, en diverses proportions.

Onguent populéum. — On le prépare en faisant bouillir dans l'axonge les bourgeons secs de peuplier, les feuilles de pavot, de jusquiame, de belladone et de morelle. Il est fréquemment employé comme calmant dans les hémorrhoïdes.

Onguent basilicum. — Il se compose de cire jaune, huile d'olive, poix noire et colophane. On l'emploie comme excitant des plaies, de même que l'*onguent d'Arcœus*, qui est composé de suif, axonge, térébenthine et résine élémi.

EMPLATRES.

Emplâtre simple. — Litharge en poudre fine, graisse de porc et huile d'olive, de chaque 1 partie ; eau commune, 2 parties. C'est la base de tous les autres emplâtres.

Ainsi, l'*emplâtre diapalme* se prépare par l'addition de cire blanche et de sulfate de zinc; l'*emplâtre diachylon,* par celle de cire jaune et de diverses résines; l'*emplâtre de savon,* par celle de cire blanche et de savon blanc.

L'*onguent de la mère* est un emplâtre composé d'huile d'olive, 1 kilogramme; graisse de porc, beurre, suif de mouton et cire jaune, de chaque 500 grammes; poix noire purifiée, 125 grammes; litharge, 500 grammes.

On prépare des emplâtres de belladone, de jusquiame et de stramoine suivant une nouvelle méthode, en y faisant entrer 40 grammes d'extrait de ces plantes sur 10 de résine élémi et 5 de cire.

§ 3. DE L'ADMINISTRATION DES REMÈDES.

Il ne suffit pas d'avoir déterminé les remèdes qui conviennent, et de les posséder bien préparés et de bonne qualité : leur bienfait serait annulé, ou pourrait même se tourner en préjudice, s'ils n'étaient pas administrés convenablement.

Disons d'abord que l'effet des remèdes dépend, dans beaucoup de cas, de l'ensemble des conditions accessoires qui doivent seconder leur action. Ainsi, c'est en vain qu'on administrerait des boissons sudorifiques si elles n'étaient pas chaudes, si le malade ne se trouvait dans un

appartement convenablement chauffé et même
au lit; c'est en vain qu'on donnerait des adoucissants pour calmer la toux, si le malade restait
exposé au froid et s'il fatiguait les organes de la
respiration; c'est en vain que l'on dirigerait des
remèdes contre un état plus ou moins grave du
cerveau, du cœur ou du système nerveux, si
l'on n'écartait en même temps les causes d'émotion ou d'excitation qui contrarient l'action de
ces remèdes. La première règle de la bonne administration des remèdes, sera donc de veiller à
ce que le malade se trouve entouré de toutes les
conditions qui en favorisent les bons effets.

Aux conditions favorables extérieures, il faut
en joindre une intérieure, à savoir la confiance
et la bonne volonté du malade. Le garde-malade
ne doit rien négliger de ce côté. Sans doute, les
remèdes ont des propriétés incontestables, qui
agissent, dans certains cas, indépendamment du
plus ou moins de confiance que nous avons en
eux; mais, dans d'autres cas, le défaut de confiance disposera très-mal l'organisme; d'ailleurs,
il aura aussi le mauvais effet de faire dédaigner
certaines précautions indispensables au succès.
Le plus souvent, les résistances du malade tiennent à des préjugés, ou à des craintes exagérées
sur la difficulté de prendre un médicament, de
supporter une opération. Quelques raisonne-
ments simples et élevés en triompheront dans la
plupart des cas. Chez les malades dont l'esprit

est timide et hésitant, un certain degré de contrainte morale affectueuse de la part du garde-malade, réussira le plus souvent, à la grande satisfaction du malade lui-même, qui s'applaudira d'avoir franchi le pas difficile.

C'est surtout chez les enfants, que l'on a besoin d'habileté et de tact pour faire accepter les remèdes. Mais, il faut le dire, les difficultés que l'on éprouve avec eux proviennent souvent de ce qu'on les entretient inutilement du sujet en question. Faire en sorte, autant que possible, qu'ils ne sachent pas qu'ils prennent un remède; et, lorsqu'on est obligé de le leur dire, user doucement de l'autorité qu'on a sur eux et les piquer d'honneur, en employant le moins de paroles possible : voilà le secret de la réussite. Les enfants ne deviennent ordinairement si intraitables, que par suite des hésitations et des paroles inutiles.

Ces principes étant posés, disons quelques mots de l'administration de certains remèdes en particulier.

Les *poudres* se donnent en général délayées dans un liquide, ou incorporées dans quelque substance molle, telle que le miel ou la confiture. Il faut toutefois observer que certaines poudres sont décomposées par les confitures acides. Parfois il suffit, la dose de la poudre étant très-petite, de la déposer sur la langue, pour que la salive l'entraîne peu à peu dans l'estomac. Les poudres ferrugineuses se donnent ordinairement au moment du repas, par exemple, dans la première cuillerée de potage. Au contraire, la poudre de magnésie, lorsqu'elle est employée pour combattre les aigreurs qui surviennent pendant la digestion, se donne après le repas, dans un verre d'eau sucrée. Mais, en règle générale, les médicaments doivent être donnés environ une heure avant les repas, dans les cas où la maladie n'exige pas que ceux-ci soient supprimés.

Pour prendre les *pilules*, il suffit le plus souvent de les faire passer en même temps qu'une gorgée de boisson; certaines personnes les avalent même sans aucune préparation. On peut les envelopper dans un peu de miel, de confiture, ou dans un fruit tel qu'une fraise lorsque leur composition ne s'y oppose pas. On les enveloppe aussi dans du pain d'autel légèrement humecté, qui en forme un paquet insensible au goût. Ce dernier moyen convient aussi très-bien pour les poudres.

Les *tisanes* s'administrent tantôt chaudes, tantôt froides, suivant le but qu'on veut atteindre. Les boissons toniques, astringentes, antispasmodiques, sont données froides ; les boissons émollientes, en général tièdes; celles qui sont destinées à exciter la transpiration doivent être chaudes. Quand il existe une transpiration qu'on doit respecter, mais non exciter, il suffira que la boisson, sans être chaude, ne soit pas non plus entièrement froide.

Dans certains cas, la boisson doit être très-abondante ; dans d'autres, on ne peut en donner qu'en petite quantité, et il faut tromper la soif du malade en lui donnant à sucer une tranche d'orange ou de citron, ou un petit morceau de glace. Dans les fièvres où l'on recommande de boire abondamment, il faut donner la tisane par doses répétées mais modérées, telles qu'un demi-gobelet de tasse, et ne pas en laisser avaler à la fois des quantités énormes, qui produisent une véritable indigestion d'eau, quelquefois fort dangereuse.

Il sera facile de tenir continuellement la tisane chaude, en plaçant au-dessus d'une veilleuse le gobelet qui la contient. S'il faut peu de chaleur, le niveau de l'huile sur laquelle repose la veilleuse sera tenu bas ; dans le cas contraire, il sera tenu plus élevé, ce qui rapprochera du fond du vase la petite flamme de la veilleuse. Il est facile de se procurer, pour un prix minime, un petit appareil de fer-blanc très-commode pour cet usage, et sur lequel on peut placer une jatte quelconque. Quant aux veilleuses en porcelaine, qui coûtent plus cher, elles ont l'avantage de donner une lumière très-adoucie ; mais on peut y suppléer en masquant la lumière à l'aide du premier objet venu.

Les *potions* doivent être prises par cuillerées ou demi-cuillerées, à des intervalles que le médecin indique, et qu'il faut observer exactement.

Pour remplir cette condition de ponctualité, commune d'ailleurs à tous les remèdes, il faut toujours consulter l'heure : aussi, le premier soin d'un bon garde malade est-il de s'assurer une montre ou une horloge.

Lorsqu'on administre un vomitif, il faut observer que la manière de le prendre a ordinairement beaucoup d'influence sur l'effet produit. Si l'on prend en plusieurs fois ce qui doit être pris en une seule, l'effet peut être manqué, et se borner à quelques nausées, suivies de coliques et de selles. Et cependant, il est des cas où la dose vomitive ne peut pas être déterminée de prime abord, et où l'on doit procéder graduellement, suivant l'effet produit, afin de ne pas aller trop loin. On sera donc attentif aux instructions du médecin, et on les suivra avec tact et discernement, sans trop de timidité ni trop de hardiesse. Quand le vomissement se déclare, on le favorise en faisant avaler de l'eau tiède en quantité notable, ce qui, en outre, empêche que les efforts de vomissement ne s'opèrent à vide. Dans les cas où l'effet vomitif se prolonge trop longtemps, il suffit ordinairement de prendre un peu d'eau fraîche, ou d'eau citronnée sans sucre, pour le faire cesser.

Une remarque qui s'applique en général à tous les médicaments qu'on administre à l'intérieur, c'est qu'ils peuvent fatiguer plus ou moins promptement l'estomac et ne plus être supportés. Il est donc important de reconnaître le mo-

ment, variable suivant les malades, où l'estomac
commence à s'en fatiguer, afin d'avertir le médecin, qui, du reste, porte aussi son attention
sur cet objet. Une simple interruption de quelques jours, empêchant que l'irritation n'arrive,
permet souvent de reprendre le remède, ce qui
est quelquefois très-important. Parfois l'estomac,
sans être irrité, se dégoûte du remède, et on en
administre un autre, qui continue les bons effets
de celui qu'il a fallu abandonner. Il est des cas
où le caprice de l'estomac est très-bizarre, et où
néanmoins un choix délicat des tisanes et des
potions parvient à assurer les bienfaits de l'art.

Parmi les remèdes qu'on emploie à l'intérieur,
il en est de très-énergiques, qu'on administre par
gouttes dans une certaine quantité de liquide. Il
importe de les serrer en lieu sûr, afin que nul
autre n'y touche que celui qui est chargé du soin
du malade ; car une erreur pourrait, en pareil
cas, donner lieu à de bien tristes accidents. En
général il est bon, sous tous les rapports, qu'une
seule et même personne soit, autant que possible, chargée de donner les doses des remèdes,
ou du moins, lorsque la fatigue ou quelque autre
cause oblige à la changer, que les plus grandes
précautions soient prises pour que tout s'exécute
régulièrement.

Il n'importe pas moins de séparer soigneusement les remèdes pour l'usage externe de ceux
qui sont employés à l'intérieur, et de ne rien né-

gliger pour qu'ils soient faciles à distinguer, tant par la forme des vases que par les indications et la couleur des étiquettes. Des accidents terribles peuvent résulter de l'oubli de ce soin.

Quelques remarques utiles se présentent aussi au sujet des remèdes externes, plusieurs d'entre eux étant très-usuels, et leur bonne application exigeant certaines notions faciles à retenir.

Les *bains* sont le remède externe le plus employé. Leur température varie suivant les indications qu'il s'agit de remplir. Observons ici que, bien que le thermomètre puisse être utile pour déterminer la température d'un bain, cette température se règle principalement sur la susceptibilité individuelle. Tel bain, qui est tempéré pour une personne, sera pour une autre un bain trop chaud, qui provoquera de la congestion vers la tête.

Les bains, et notamment les bains de pieds, ne peuvent être pris pendant le travail de la digestion ; il faut qu'il se soit écoulé quatre ou cinq heures depuis le dernier repas.

Il faut observer qu'on ne peut prendre les bains sulfureux dans des baignoires de métal, parce que les sulfures alcalins, qui en sont le principe actif, attaquent les métaux. Ils exigent donc des baignoires en bois.

A propos de baignoires, observons qu'il est très-utile de posséder des baignoires partielles dans lesquelles un membre puisse être plongé.

Un pareil vase est précieux dans bien des cas.
Supposons, par exemple, une brûlure intense et
étendue de la jambe ou de la cuisse : si le malade
peut plonger le membre dans une de ces baignoires en forme de large botte, remplie de solution d'alun, il en résultera pour lui un avantage
bien supérieur à celui que donnerait l'application
de compresses imbibées de ce liquide. Dans mille
circonstances, on peut reconnaître combien sont
utiles ces ustensiles si simples, et que cependant
si peu de personnes possèdent.

Il n'est pas hors de propos de dire ici quelques
mots des *lavements*, ces humbles remèdes qui
ont tant défrayé les quolibets, tout en rendant
de précieux services. Souvent, la classique seringue a fait reculer d'épouvante ceux qui de-
vaient recevoir ou administrer le remède, comme s'il se fût agi d'une arme terrible et compli-
quée. Cependant, on conviendra que c'est l'objet
le plus simple du monde, pourvu qu'on se donne
la peine de l'examiner et de le mettre en bon
état. Celui qui a été témoin de quelques-uns des
heureux résultats produits par ce moyen et qui
ne peuvent être produits par aucun autre, ces-
sera d'y voir du ridicule.

Divers instruments plus ou moins ingénieux
ont perfectionné la seringue, et rendu beaucoup
plus commode l'administration des lavements.
Ainsi, le *clyso-pompe* fait l'injection par les coups
réitérés d'une petite seringue faisant l'office de

pompe foulante, et chassant le liquide d'une boîte en fer-blanc à travers un tuyau long et élastique. Ce tuyau donne beaucoup d'aisance à l'opération, surtout quand on veut la pratiquer soi-même. Dans un autre instrument, appelé *irrigateur,* le liquide est poussé d'un seul jet par l'effet d'un ressort qu'on remonte comme celui des lampes à modérateur, et qui agit d'une manière continue sans qu'on doive y toucher. Enfin le *clysoir* est un instrument très-simple, consistant en une sorte de sac imperméable qu'on suspend devant soi, et d'où le liquide est lancé dans l'intestin par son propre poids, aidé de la pression de la main. Chacun de ces instruments a ses avantages, dont on peut tirer bon parti.

L'application des *collyres* demande une certaine adresse. Pour qu'ils pénètrent bien dans l'œil, il faut que le malade renverse fortement la tête en arrière. Le liquide peut être versé avec une petite cuiller dans la fossette lacrymale, d'où on le fait pénétrer dans l'œil en inclinant tant soit peu la tête en dehors ; ou bien on l'instille à l'aide d'un tuyau de plume ouvert à ses deux extrémités, sur l'une desquelles on applique le doigt pendant que le tuyau est plongé dans le collyre : dès qu'on retire le doigt, les quelques gouttes de liquide qui étaient retenues par l'interception de l'air, tombent dans l'œil.

Il est essentiel d'observer que la solution de *nitrate d'argent,* si souvent employée comme collyre, se décompose par le seul effet de la lumière, et qu'elle doit être conservée dans l'obscurité ; la bouteille qui la contient doit même être colorée en noir. Malgré toutes les précautions, ce collyre s'altère au bout de peu de temps, et il faut le renouveler ordinairement avant qu'il soit épuisé. Bien souvent une guérison qui semblait s'arrêter, reprend sa marche aussitôt que le collyre a été renouvelé.

Les *sinapismes* méritent aussi une mention. Nous avons indiqué plus haut comment on les prépare ; nous rappelons ici l'attention sur l'extrême énergie du médicament qui les compose, et sur la nécessité d'en surveiller attentivement les effets. Les cruchons de grès remplis de sable chaud, pourraient également nuire en produisant des brûlures, si l'on n'avait soin de bien mesurer la chaleur du sable qu'on y enferme.

L'*ammoniaque*, qui est assez souvent employée pour l'usage externe, présente un danger particulier à cause de ses propriétés irritantes jointes à sa volatilité. Il serait très-dangereux d'oublier de reboucher un flacon d'ammoniaque dont on aurait fait usage. On a vu cet oubli entraîner des accidents mortels.

Sous ce rapport, *l'éther* demande aussi des précautions. Il est arrivé quelquefois, lorsqu'un flacon d'éther demeurait débouché dans le voisinage d'une lumière, que la vapeur s'est enflammée tout à coup et a communiqué le feu au liquide de la bouteille. Des accidents analogues peuvent arriver avec divers autres liquides inflammables, tels que l'huile de naphte, qu'il n'est jamais bon de manier dans le voisinage de lumières qui peuvent y communiquer le feu.

Un précepte important au point de vue de l'administration des remèdes, tant internes qu'externes, c'est que chaque maison doit être munie d'un petit approvisionnement de certains remèdes dont le besoin peut se présenter à l'improviste; car, si l'on est pris au dépourvu, le temps de chercher et de préparer un remède urgent fait perdre le bénéfice de l'opportunité, qui entre pour beaucoup dans l'efficacité des remèdes. Quoi de plus facile que d'avoir toujours chez soi une solution d'alun pour les brûlures, un peu d'éther et d'eau de fleurs d'oranger, des fleurs de camomille, de la graine de lin, de la farine de lin, de la farine de moutarde, quelques bandes, de la charpie et quelques compresses? Une boîte de moyenne dimension suffit pour contenir ce modeste arsenal, qui peut devenir si précieux. Dans les habitations éloignées des pharmacies, il ne serait pas mal d'y joindre un peu de sirop et de poudre d'ipécacuanha, à cause de certains accidents subits qui peuvent en exiger la prompte administration chez les enfants. Sans doute, il est rare qu'on puisse avoir à appliquer d'urgence ces derniers moyens avant que le médecin n'arrive ; cependant le cas peut se présenter, et d'ail-

leurs le médecin, à son arrivée, sera souvent
heureux de trouver le remède immédiatement
sous la main.

En terminant ces considérations sur l'administration des remèdes, disons un mot de l'alimentation des convalescents. Les aliments qu'on
leur donne, par les effets bons ou mauvais qu'ils
peuvent produire, doivent être considérés comme de véritables médicaments, dont l'administration exige des soins délicats. Observons d'a-
bord qu'il faut être très-scrupuleux dans leur
préparation, afin qu'ils aient toute la légèreté
désirable et qu'ils soient parfaitement digestibles.
De plus, il faut avoir le talent de satisfaire le
convalescent, tout en ne lui donnant que la ration prescrite, laquelle est souvent bien minime.
Quiconque a été témoin de l'avidité insatiable de
la plupart des convalescents, ainsi que des suites
parfois si funestes des écarts de régime, recon-
naîtra qu'il y a là des difficultés sérieuses. On
peut même dire que l'intelligence et le tact du
garde-malade sont alors plus indispensables que
dans tout le cours de la maladie. Bien des fois,
on a vu la convalescence, abandonnée à elle-
même, détruire le fruit des soins les plus délicats
prodigués précédemment dans l'administration
des remèdes.

CHAPITRE III.

Des remèdes populaires.

On a exprimé, sur les remèdes populaires, des sentiments bien opposés entre eux. Les uns les ont repoussés comme un amas de préjugés et de folies; les autres les ont exaltés aux dépens de la science médicale, qu'ils ont proclamée pédantesque, stérile, en l'accusant d'abandonner souvent le malheureux malade. Si l'on voulait continuer sur ce ton, faire ressortir d'un côté les insuffisances de la science, de l'autre les puérilités et les absurdités de l'engouement populaire, il y aurait de larges thèmes à broder, mais sans grand profit pour la cause du bon sens. Au lieu de séparer ainsi l'esprit scientifique de l'esprit populaire, comme si, au fond, ils ne s'appuyaient pas l'un sur l'autre, il vaut mieux rechercher ce qu'ils ont de commun, en quoi ils s'accordent, et de quelle manière ils doivent s'efforcer continuellement de se rejoindre. Cette seule réflexion, nous montrant ce que doit être un vrai remède populaire, jettera la lumière sur ce sujet si digne d'intérêt.

Nous avons exposé, ou plutôt indiqué le plus

brièvement possible, l'ensemble des vérités qui
sont acquises à la science médicale, en laissant
apercevoir les points où elle est encore impuis-
sante. Cet ensemble, trésor de l'expérience du
passé, qui est le domaine le plus précieux du
peuple, s'est élevé sur les innombrables souffrances des grands et des petits. Ces règles, dont
certaines sont établies avec une précision aujour-
d'hui si admirable; ces remèdes, devenus célè-
bres comme de vieux bienfaiteurs de l'humanité;
ces habitudes hygiéniques si répandues, si bien
généralisées : tout cela a commencé obscuré-
ment, par des essais multipliés et anxieux au
milieu de nombreuses incertitudes, de nombreuses obscurités. Tantôt, une idée lumineuse, tirée
de quelque analogie et de la nature présumée du
mal, faisait choisir un remède par le raisonnement; de là le nom de *traitement rationnel*.
Tantôt, on essayait successivement ou simultané-
ment plusieurs remèdes, dans l'espoir d'en ren-
contrer un qui apportât la guérison ; de là le nom
de *traitement empirique* (d'un mot grec qui
signifie *essayer*). Dans chacune de ces deux
voies, on s'est beaucoup trompé ; dans chacune
aussi on a fait de précieuses conquêtes. De part
et d'autre, il fallait du jugement et de la conscience, pour ne pas procéder imprudemment
en risquant la vie de l'homme sous prétexte de
lui être utile; pour ne pas adopter ou rejeter
légèrement, sur un raisonnement fait à la hâte,
les moyens proposés.

Dans cette immensité de faits accumulés par la suite des temps, la science a découvert des lois générales et particulières ; et ces lois, montrant clairement la route à suivre dans des cas de la plus haute gravité, ont rendu amplement au peuple, en notions dont la plus simple peut sauver la vie à de nombreuses générations, les tributs qu'ont valus à la science les épidémies, les guerres, les fléaux de tout genre dont les populations ont souffert dans les époques passées.

Il est donc évident que le grand remède populaire par excellence, celui auquel le peuple doit s'attacher avec amour, c'est le faisceau de vérités acquises qui sont le fruit de ses souffrances passées, et que nous avons essayé d'exposer dans ce livre. A quoi servirait-il, en effet, de chercher de nouveaux remèdes là où l'on en possède depuis longtemps de certains? Mais, sur les points nombreux où elle se trouve en défaut, la science ne repousse pas les expériences nouvelles qui se pressent à ses pieds, et qui surgissent des faits de chaque jour. Loin de mépriser en cela les opinions et les inspirations populaires, nous voyons au contraire les princes de la science y prêter une attention pleine de sollicitude, tout en conservant cette sévérité de jugement qui est la sauve-garde du peuple contre de funestes illusions.

Ainsi que nous avons pu nous en apercevoir en parcourant la série des maladies, les grandes lois scientifiques n'ont pas tout réglé ; la science s'est abstenue de décider là où elle manquait de lumières ; elle a signalé ses lacunes, elle a fait appel à de nouvelles recherches.

Ainsi, pour citer des maladies bien connues, l'hydrophobie, le cancer, l'épilepsie, la phthisie, la goutte, le choléra, ont défié en quelque sorte jusqu'ici les attaques du génie médical ; et quiconque découvrirait un remède victorieux pour l'un ou l'autre de ces maux, serait salué comme un bienfaiteur de ses semblables. Or, ce bienfaiteur peut être un homme étranger à toute science : ne sont-ce pas les sauvages qui ont révélé aux médecins les propriétés du quinquina, qui arrache au tombeau les malades atteints de fièvres intermittentes pernicieuses?

Indépendamment de ces fléaux redoutables qui confondent en quelque sorte la science, il existe, dans les souffrances que la science connaît à fond, et dont elle traite avec succès les cas les plus graves, des états, peu graves au fond, qui résistent à tout l'arsenal de ses remèdes, et qui cèdent à des moyens secondaires qu'elle a rayés de ses richesses et laissés tomber en désuétude. Il existe aussi des souffrances dont la science s'occupe à peine, et qui ont cependant leur importance pour certaines personnes. Enfin, par l'imperfection humaine, il arrive que la science ne recueille pas tout ce qui est bon, ou du moins ne le reconnaît pas toujours assez tôt, ce qui exposerait de précieuses découvertes à se perdre, si le génie populaire cessait de se préoccuper de la question des remèdes.

Les hommes les plus élevés dans la science ont toujours reconnu ces vérités ; et ce sont eux qui recommandent le plus d'avoir égard aux opinions populaires. Mieux que personne, en effet, ils savent qu'une grande vérité peut se trouver cachée sous une enveloppe bizarre ou altérée par un mélange d'erreurs ; et ils ne dédaignent rien, parce que la vraie science est toujours aussi modeste que ferme. Ceci indique assez que, s'il y a orgueil à mépriser les remèdes populaires, il n'y en aurait pas moins à ne pas recourir le plus souvent possible, pour leur appréciation, à l'homme de science qui consacre sa carrière entière à l'étude des lois de l'organisme. On en recevra toujours quelque lumière qui évitera bien des faux pas, même quand on ne partagera pas son avis.

Et ici nous devons faire une dernière remarque, à laquelle on ne saurait trop prêter attention : c'est que l'on ne doit pas confondre les cas où la science avoue son impuissance contre un état de souffrance ou de maladie, et ceux où elle prescrit d'attendre, de laisser agir la nature en se contentant de moyens doux. Dans ces derniers cas, en paraissant ne pas agir, on agit très-fortement en bien ; et celui qui viendrait là essayer un remède de son invention, sous prétexte que l'homme de l'art lui laisse le champ libre en se bornant à des moyens peu énergiques, manquerait réellement à son devoir. Une des vérités que le bon sens est forcé de reconnaître, c'est que, dans beaucoup de cas, la nature a une part immense dans la guérison des maladies, et qu'il est, par conséquent, facile de se faire illusion sur la prétendue efficacité d'un remède dont on se sera engoué.

Ces réserves étant faites, et les règles à suivre pour apprécier sainement la valeur d'un remède étant indiquées, nous donnerons ci-après la formule de quelques remèdes populaires qui s'appuient sur des témoignages respectables, et que nous empruntons à l'excellente publication de la *Santé Universelle*. Nos lecteurs y trouveront une variété qui pourra les récréer.

Remède contre les coupures, écorchures et meurtrissures. — On enlève la pellicule de la coquille d'un ou de plusieurs œufs frais, et on l'applique, du côté gluant, sur la plaie bien nettoyée, que l'on maintient réunie à l'aide d'une bande en toile.

Bouillon pectoral contre la toux opiniâtre. — Prenez : mou de veau, 100 grammes ; 3 navets ; 2 ognons blancs, préalablement cuits sous la cendre ; une pomme de reinette coupée en quatre. Faites cuire à petit feu dans un fort demi-litre d'eau, jusqu'à réduction d'un tiers du liquide ; écumez et passez. Prendre la moitié le soir, l'autre le matin. Le bouillon pourra être pris froid ou chaud. Il sera sucré avec de la poudre de sucre candi.

Elixir pour la conservation des dents et pour la guérison de la carie. — Prenez : une botte de cochléaria à larges et épaisses feuilles, fraîchement cueilli et séparé de la racine ; un bout de raifort de Strasbourg, long de 20 à 25 centimètres, et que vous divisez en cinq rondelles : mettez le tout, sans le laver, dans une cruche en grès verni, de la contenance de deux litres et demi environ, que vous remplissez avec de la vieille et véritable eau-de-vie de Cognac. Bouchez hermétiquement la cruche, et laissez infuser pendant trois mois. Au bout de ce temps, retirez le cochléaria et le raifort, en exprimant fortement, et filtrez le liquide à travers un papier blanc non collé. — Pour faire usage de cet élixir, on en met une cuillerée à café dans deux cuillerées à bouche d'eau, que l'on conserve un quart-d'heure ou une demi-heure dans la bouche, en contact avec les dents : ceci doit être fait quatre ou cinq fois la semaine.

Emploi des feuilles de frêne contre le rhumatisme. — Faites infuser 32 grammes de feuilles de frêne pendant une demi-heure avec 5 verres d'eau bouillante. Prendre cette infusion peu à peu dans la journée.

Remède contre le saignement de nez. — Retournez les bras derrière les épaules, et croisez les avant-bras de telle manière, que la main droite aille chercher le coude de gauche, et la gauche celui de droite.

Emplâtre de Mme Bressant, contre les entorses, contusions et engorgements. — Prenez 2 livres d'huile d'olive superfine et très-pure, et une livre de céruse passée au tamis. Faites cuire pendant sept à huit heures, en remuant continuellement, dans un chaudron assez grand pour que le mélange n'en remplisse que le tiers, à cause du soulèvement de la masse qui pourrait s'épancher et prendre feu. La cuisson est terminée quand une bande de linge, trempée dans le liquide, se sèche promptement. On prépare, pour l'usage, des bandes longues d'un mètre à un mètre et demi, et larges de 12 à 15 centimètres, que l'on conserve roulées.

Café d'orge et de seigle, contre les vapeurs et migraines. — Faites brûler *légèrement* les graines d'orge ou de seigle; réduisez-les en poudre, et faites-en la décoction dans l'eau, avec les précautions nécessaires pour ne pas laisser évaporer l'arôme. La liqueur peut être sucrée.

Remède contre les rhumes. — Faites bouillir, dans un litre d'eau, gros comme une petite noix d'extrait de réglisse. Coupez cette tisane noire avec du lait en remplissant un petit bol, moitié l'un moitié l'autre, et buvez tiède et souvent, sans sucre ni sirop.

Remède contre les brûlures, les coupures,

les écorchures et les meurtrissures. — Prenez une cuillerée d'huile d'olive, un jaune d'œuf et une cuillerée d'eau-de-vie; battez bien ensemble. Graissez la blessure avec ce mélange, et recouvrez avec de la ouate. (Nous rappelons ici les notions que nous avons données sur le mode de guérison des plaies et des brûlures, pages 57 et 72.)

Cataplasmes de feuilles de chou, contre les douleurs goutteuses et rhumatismales et contre le gonflement des articulations. — Prenez les feuilles externes, que l'on rejette ordinairement; retranchez avec des ciseaux toute la partie saillante des grosses nervures, et écrasez les petites nervures qui en sont les ramifications. Placez l'une sur l'autre trois à cinq de ces feuilles, et maintenez-les ensemble en les faufilant. Présentez-les au feu, de façon à les flétrir un peu, et pour que la peau n'éprouve aucune impression de froid par leur application. Si le chou est frisé, on passe sur les feuilles, ainsi superposées, un fer à repasser modérément chauffé, après avoir eu soin de les envelopper d'abord dans un linge. Le chou rouge sera préféré au chou vert.

Les cataplasmes préparés de la même manière avec des feuilles de bette ou des feuilles de laitue, peuvent avoir aussi une grande utilité.

Moyen de faciliter la sortie des premières dents. — Faites bouillir une demi-poignée de *racine fraîche* de guimauve, que vous effilez, dans une cafetière contenant environ un litre d'eau, jusqu'à réduction de moitié.

Enveloppez votre doigt index d'une toile en fil de lin ou de chanvre, fine mais usée; trempez-la dans la décoction tiède, et lavez-en doucement toutes les gencives de l'enfant. Ce procédé est renouvelé plusieurs fois par jour.

Bouillon pectoral contre les catarrhes et les rhumes chroniques. — Prenez un poulet maigre; videz-le, et mettez dans son ventre : quatre navets coupés en morceaux ; une cuillerée à bouche de riz cru ; une cuillerée à café de fécule de salep ; une bonne pincée de sel de cuisine ; 24 amandes douces écrasées. Ficelez, et mettez le tout cuire au bain-marie dans la valeur d'une chopine d'eau. Laissez sur le feu pendant environ sept heures; passez et tenez au frais. — A prendre chaud, une tasse le matin et une le soir.

Onguent divin contre les plaies, les dépôts et les tumeurs. — Prenez trois onces de cire jaune très-pure; faites fondre dans une livre d'excellente huile d'olive, et ajoutez une demi-livre de minium passé au tamis de soie. Faites cuire dans un bassin de cuivre en remuant continuellement avec une cuiller de bois, jusqu'à ce que la grosse écume ait perdu toute teinte rouge; laissez un peu refroidir, coulez dans un bassin de carte, et coupez en bâtons l'onguent solidifié.

Cet onguent s'emploie étendu sur un linge, un peu plus grand que le mal. Lorsqu'il y a suppuration, on le change matin et soir. Pour les tumeurs, on ne le change que toutes les 24 heures, et l'on met, par-dessus, un cataplasme de mie de pain délayée dans la décoction de racine de guimauve. Ce cataplasme, qui ne doit jamais être employé sur les plaies, se renouvelle deux ou trois fois le jour, suivant la saison.

Fumigation de tabac contre la goutte. — Diriger sur la jointure malade la fumée qui sort d'une pipe.

Onguent de la mère, contre les gros boutons du visage. — Prenez : saindoux, beurre frais et suif de mouton, de chaque 125 grammes ; huile d'olive, 250 grammes. Faites chauffer, dans un vase de terre vernissé, jusqu'à ce que le mélange jette une fumée évidente. Ajoutez alors 120 grammes de litharge bien séchée ; remuez jusqu'à ce que la litharge soit bien incorporée ; laissez chauffer jusqu'à ce que le mélange ait pris une couleur brune tirant un peu sur le noir. — On applique un épais emplâtre de cet onguent sur les points que les boutons occupent.

Emploi de l'eau salée dans les maladies des yeux. — Faites dissoudre, dans un grand verre d'eau, une cuillerée à bouche de sel de cuisine. Instillez matin et soir quelques gouttes de ce liquide entre les paupières.

Remède contre les coupures. —Appliquez, sur

la blessure, des tiges de grande consoude pilées, et maintenez-les par un bandage ; laissez-les pendant huit ou quinze jours sans les toucher, suivant la profondeur de la blessure. Pendant l'hiver, on remplacera les tiges par la racine, cuite dans l'eau et écrasée.

Remède contre le hoquet. — Croquer du sucre. Ce remède paraît agir en régularisant la respiration par l'action des muscles de la bouche et surtout par celle des muscles du pharynx, opérant la déglutition de la salive.

Remède contre l'hydropisie[1]. — Faites bouillir une forte poignée de cresson dans un litre d'eau avec deux navets et trois ognons blancs. Laissez refroidir et passez. Faites boire de cette décoction trois verres par jour, un le matin à jeun, un une heure avant le dîner, et le troisième le soir avant le coucher.

Pommade contre les gerçures des lèvres et des mains. — faites fondre, dans une casserole de faïence neuve, une livre de beurre frais et une demi-livre de cire vierge ; laissez un peu cuire.

(1) Observons ici que l'hydropisie, qui consiste dans une accumulation anormale de liquide séreux dans les tissus ou dans les cavités du corps, n'est pas une maladie particulière, mais un symptôme commun à différentes maladies, et qui résulte de ce que les parties aqueuses contenues dans le sang ne s'exhalent pas dans la même proportion qu'elles se produisent. Ce phénomène peut avoir lieu par diverses causes, notamment par les obstacles à la circulation ; aussi l'observe-t-on assez souvent dans les maladies des voies circulatoires. Sa gravité dépend de celle des affections qui le produisent, et on le combat par les mêmes moyens : mais on dirige, en outre, contre lui, des moyens particuliers, qui tendent en général à favoriser l'excrétion des fluides surabondants, soit par les urines, soit par la transpiration de la peau.

D'autre part, faites chauffer, aussi dans un vase de faïence neuve, une demi-chopine de bon vin rouge, et mêlez-le avec le beurre et la cire. Après un bon quart-d'heure de cuisson, laissez refroidir dans la casserole. Retirez ensuite la masse, enlevez les impuretés qui se sont ramassées au-dessus et au-dessous, faites-la refondre, écumez et conservez dans des pots.

Remède contre les verrues ou poireaux. — Creusez un trou au milieu d'un gros ognon blanc, et remplissez-le de gros sel gris, que vous y laisserez fondre jusqu'à ce qu'il ait bien imprégné la substance végétale. Il en résultera une sorte de caustique, avec lequel on fera disparaître les verrues en les frottant matin et soir.

Sirop de verjus, contre les esquinancies, les maux de gorge et les aphtes dans la bouche. — Exprimez deux litres de verjus; faites cuire, dans une bassine à confiture, avec une livre de miel de Narbonne, jusqu'à réduction de moitié; retirez du feu et écumez avec précaution.

Dans les maux de gorge, faire boire, toutes les deux heures, un verre d'eau dans lequel on a dissous une demi-cuillerée à bouche de ce sirop.

Dans les aphtes, gargariser souvent avec une dissolution d'une grande cuillerée dans un demi-verre d'eau.

Pommade contre les douleurs rhumatisma

les. — Prenez un quart de beurre frais et quatre cuillerées de bon vin ; faites chauffer ensemble en remuant bien. On frictionne avec de là flanelle imbibée de cet onguent ; la flanelle, de nouveau imbibée, est ensuite appliquée sur la partie douloureuse.

Eau pour les rougeurs du visage. — Prenez : eau de rose, vinaigre rosat, suc de limon, de chaque une livre ; sucre blanc, trois onces ; mêlez bien tout ensemble, et vous en imbiberez un linge que vous appliquerez sur les rougeurs. Vous continuerez plusieurs fois dans le jour.

Remède contre les maux blancs et panaris. — Aussitôt que l'on sent le début du mal, on prend un œuf frais, à l'extrémité duquel on pratique un trou dans lequel on introduit le doigt malade, de manière qu'il s'y trouve enveloppé. On fixe le tout au moyen d'une bande.

Sirop pectoral. — Disposez, dans un pot de grès neuf d'une capacité de deux ou trois bouteilles, des couches alternées de mou de veau, de chou rouge, de laitue et de sucre candi pulvérisé. Lorsque le pot est plein, placez-le dans de la cendre chaude, de telle sorte qu'il y soit enterré jusque vers le couvercle, lequel doit être luté avec de la pâte, et tenez-le douze heures dans ce bain-marie en veillant à ce que la chaleur soit toujours égale. Coulez et passez à travers un linge. — A prendre une cuillerée à bouche le matin à jeun, et une le soir deux heures après le souper.

Ce sirop devra être continué assez longtemps. Le malade ne mangera ni viande salée, ni salade, ni fruits crus.

Pommade pour conserver la peau. — Faites fondre au bain-marie, dans un vase de terre, 16 grammes de blanc de baleine et 4 grammes de cire vierge; ajoutez 64 grammes d'huile d'amandes douces, et 32 grammes d'huile des quatre semences froides (semences de calebasse, de pastèque ou melon d'eau, de melon et de concombre); laissez jeter un bouillon, retirez du feu, et, lorsque le refroidissement est complet, ajoutez, en battant continuellement, 64 grammes d'eau de roses, en commençant par une cuillerée, puis une seconde, puis enfin le reste après avoir battu fort longtemps.

Remède contre la piqûre d'ortie. — Prenez des feuilles de plantain, broyez-les entre vos doigts, et frottez-en la partie blessée.

Spécifique contre le rhumatisme. — Pilez ensemble, dans un mortier, deux gousses d'ail et quatre grammes de gomme ammoniaque; arrosez avec de l'eau de fontaine, et faites huit bols avec ce mélange. On commencera par en prendre un le matin à jeun, et, par-dessus, une tasse d'infusion de sassafras. On pourra augmenter jusqu'à quatre dans la journée, si l'estomac les supporte et s'il en résulte de l'amélioration.

Pommade à la camomille contre la gale. — Mêlez ensemble parties égales de camomille fraîche, d'huile blanche et d'axonge.

Pommade contre le cancer. — Prenez une
tête de mouton tout entière, y compris les poils
mais non les cornes , et faites-la bouillir dans
l'eau au bain-marie, pendant quarante-huit heures, dans un pot de terre vernissée dont le couvercle est luté avec de la pâte. Au bout de ce
temps, pressez fortement le contenu dans un
linge, et vous obtenez une sorte de liquide onc-
tueux qui se fige par le refroidissement. Cette
espèce de pommade sert à graisser un linge fin
que l'on applique matin et soir sur l'ulcère.

*Emploi du guano en bains contre les dar-
tres*. — Le *guano* est une sorte de terre remplie de détritus animaux qui se sont accumulés
sur certains rivages. On en emploiera une cuillerée pour deux grands seaux d'eau, et l'on aura
soin de le délayer préalablement dans l'eau
bouillante, afin de rendre plus facile la dissolution des sels ammoniacaux qu'il contient.

Chocolat antigoutteux, remède américain.
On le compose avec 5 kilogrammes de cacao
caraque, 150 grammes de quinquina jaune ou
rouge parfaitement pulvérisé, et 3 kilogrammes
de sucre fin. — A prendre chaque matin une
tasse, avec laquelle on peut manger du pain
grillé ordinaire. Prendre, par-dessus, un grand
verre d'eau froide.

Remède contre les meurtrissures. — Rédui-
sez en poudre grossière une petite poignée de
cette espèce de lichen appelée *pulmonaire de*

chêne, et qui doit être bien sèche ; mêlez-y deux blancs d'œufs en battant ensemble les deux substances ; étendez sur de la charpie ou, à son défaut, sur de la filasse, et appliquez sur la partie meurtrie.

Emploi des feuilles de lierre contre les cors aux pieds. — Faites tremper des feuilles de lierre pendant 24 heures dans le plus fort vinaigre. Appliquez tous les soirs de manière à bien envelopper le mal, et, chaque matin, recouvrez les mêmes parties avec des fleurs de souci bien mondées de leur tige. Au bout de quelques jours, les cors s'enlèvent facilement avec l'ongle.

Toile de mai, contre les plaies et ulcères. — Faites chauffer doucement sans bouillir, sur un petit feu, dans une terrine neuve vernissée, un mélange de : cire vierge, une livre et demie ; huile vierge d'olive, eau-de-vie la plus forte et beurre frais du mois de mai (sans être lavé), de chaque une demi-livre. Remuez continuellement. Lorsque la cire est parfaitement fondue, trempez dans ce mélange des bandes de toile larges d'environ 30 centimètres, que vous retirez le plus promptement possible, en ayant soin de passer une spatule des deux côtés pour enlever tous les grumeaux qui pourraient s'attacher. Mettez la toile sur du papier, et roulez-la quand elle est refroidie.

On applique un morceau de cette toile beaucoup plus grand que la plaie, et l'on panse deux

fois le jour, matin et soir, en retournant la toile
à chaque pansement, ce qui peut se faire jusqu'à
cinq à six fois si elle n'est pas très-salie. Il est entendu qu'on a soin de l'essuyer chaque fois, sans
trop la frotter. Après la guérison de la plaie, on
laissera encore la toile de mai pendant un certain temps pour affermir la peau.

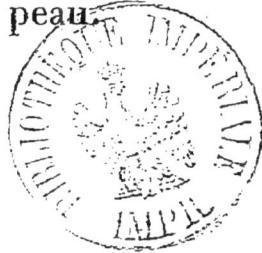

FIN.

TABLE ALPHABÉTIQUE

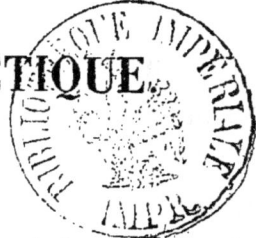

FIN DE LA TABLE ALPHABÉTIQUE.

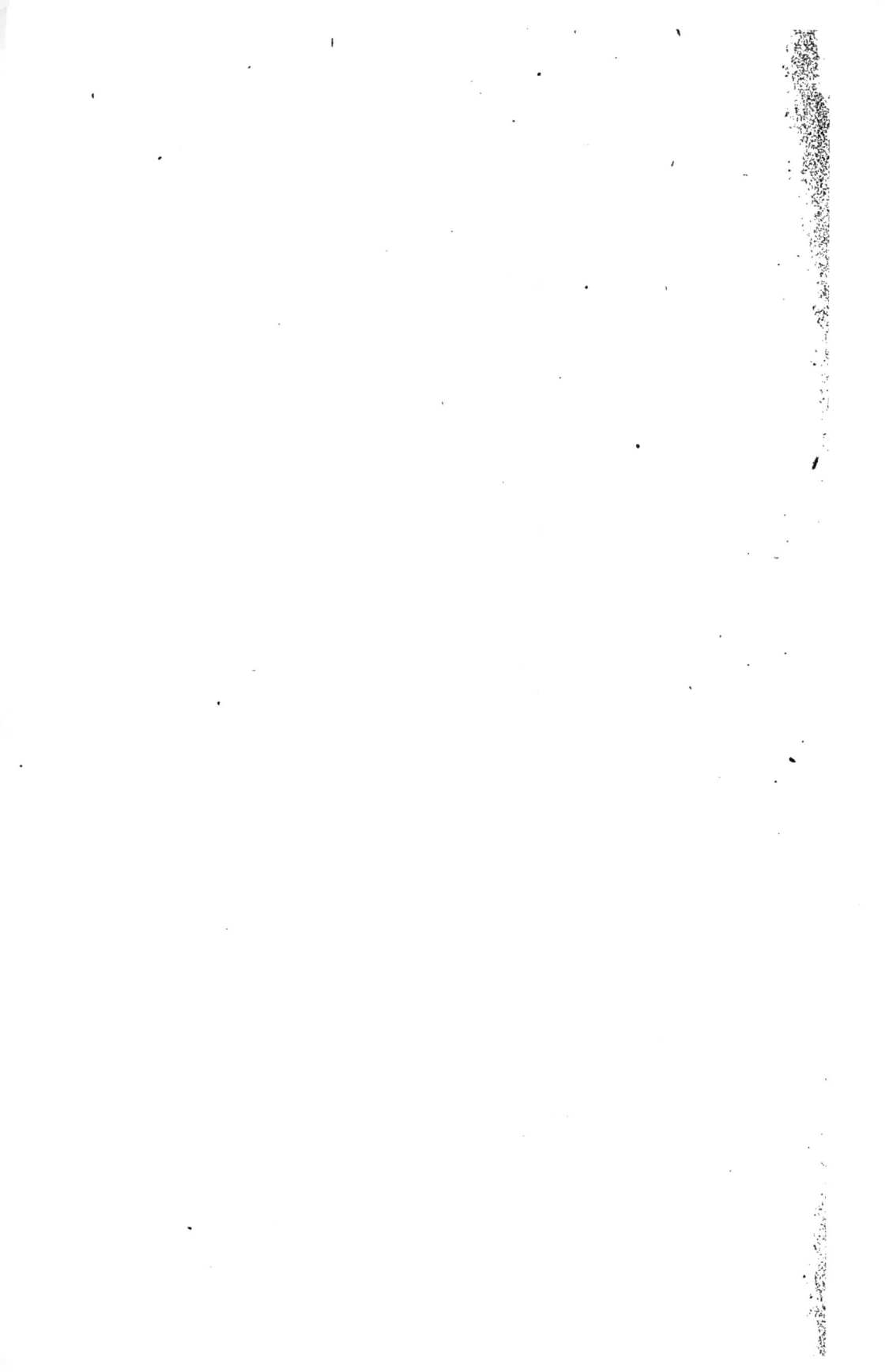

TABLE DES MATIÈRES.

LIVRE PREMIER.

DE LA SANTÉ.

CHAPITRE I.

CONDITIONS GÉNÉRALES DE SALUBRITÉ.

CHAPITRE II.

DES SOINS NÉCESSAIRES A LA CONSERVATION DE LA SANTÉ.

CHAPITRE III.

DES CAUSES QUI ALTÈRENT LA SANTÉ.

Ces causes agissent en troublant les fonctions vitales. Division des fonctions. 23

LIVRE DEUXIÈME.

DES BLESSURES ET DES MALADIES.

CHAPITRE I.

NOTIONS GÉNÉRALES.

CHAPITRE II.

DES BLESSURES.

CHAPITRE III.

DES MALADIES.

—

PREMIERE DIVISION.

Maladies des organes de la vie de nutrition.

DEUXIÈME DIVISION.

Maladies des organes de la vie de relation.

TROISIEME DIVISION.

Maladies qui affectent l'ensemble de l'organisme.

QUATRIEME DIVISION.

Des empoisonnements.

LIVRE TROISIÈME.

DES SOINS ET DES REMÈDES.

—

CHAPITRE I.

DES SOINS A DONNER AUX BLESSÉS ET AUX MALADES.

CHAPITRE II.

DES REMÈDES.

CHAPITRE III.

DES REMÈDES POPULAIRES.

FIN DE LA TABLE.

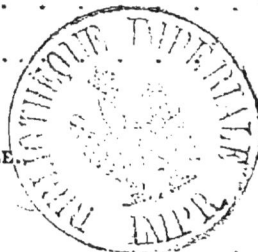

Tournai, typ. H. Casterman.

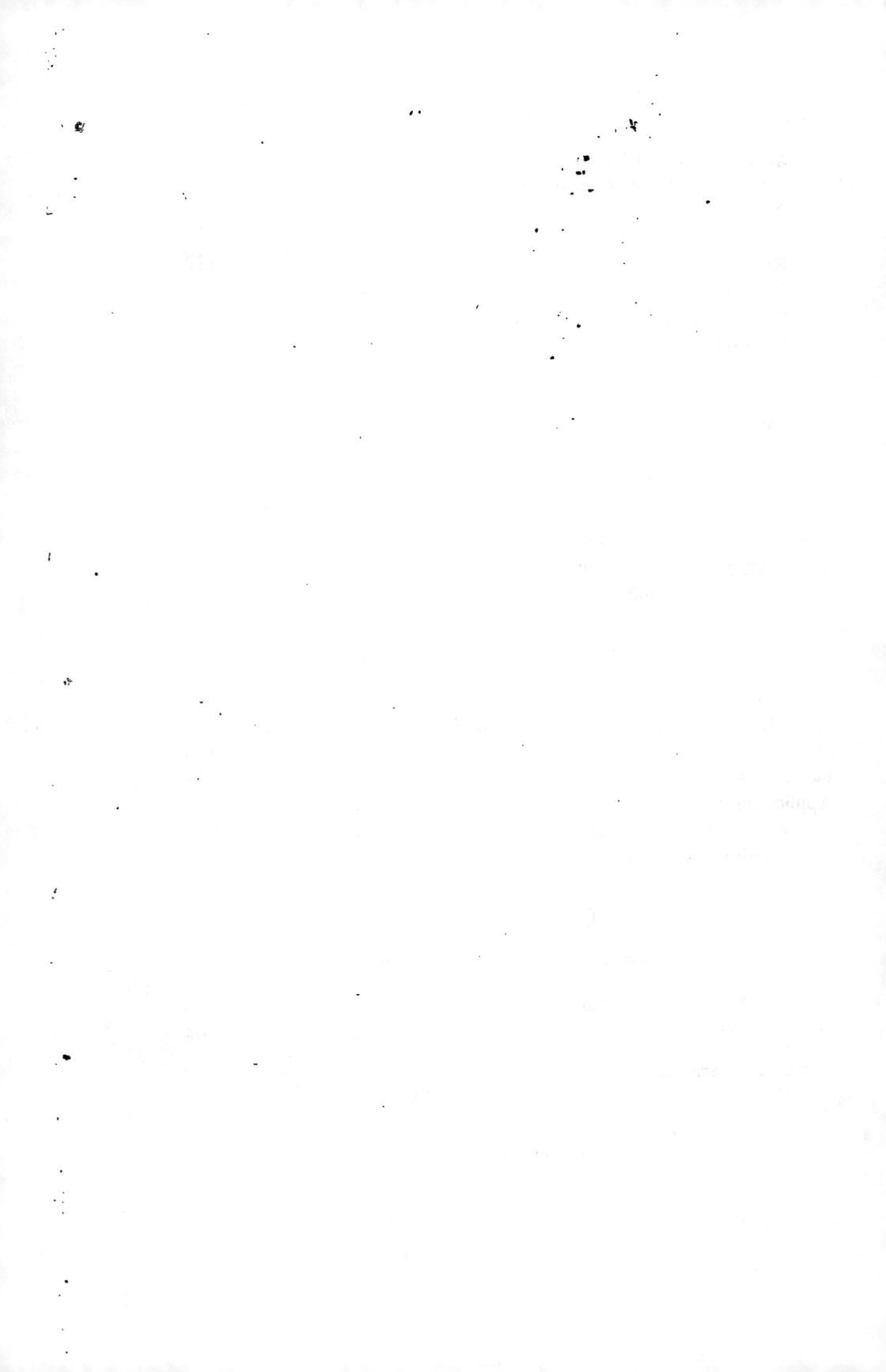

www.ingramcontent.com/pod-product-compliance
Lightning Source LLC
Chambersburg PA
CBHW060136200326
41518CB00008B/1050